健康長寿は天風哲学と紫イペで！

闘病患者支援協会会長
山口祐治

白誠書房

はじめに

新型コロナという得体の知れない病原ウイルスが世界中を恐怖に陥れています。日本国内で初めて感染者が現れてから、すでに3年あまりが過ぎました。

3年間も同じ病気の感染に世界中が悩まされることなど、誰が想像できましたか？　私の人生では初めてのことです。誰も想像できませんでしたし、このウイルスに対抗できる有効な薬も未だにできていない。大変な事態に私たちは現在直面しているわけです。

ワクチンなどが何とか感染の拡大を防ぐ手立てとなっているようですが、結局は地域（国など）における抗体獲得者の増加によって感染者数を下げていくのが一番の手立てのように見えます。中国などの状況を見ていると、まさにそれがうなずけます。

こうしたことが、たとえ新型コロナが収束したとしても、また繰り返されていくのではないでしょうか。

それにしても、この新型コロナ騒ぎから分かってきたことがいくつかありますね。一つはこれまで日本の医薬品開発は世界的にも劣らないと思っていたのですが、今回は全く日本の製薬業者から有効な薬品が現れなかった。ワクチンもファイザーやらモデルナやら、とにかく外国製のものしか手に入らない。従って、これを入手するのにお金も時間もかけざるを得ないことはみなさんも感じたに違いないと思います。

もう一つは日本人がいかに潔癖症で、また政府の指示に従順な国民だということが分かったということ。マスクや手の消毒など、とにかく真面目に全国民がやりました。私などもご多分にもれずマスクと手の消毒をしたほうです。出かけると何度手のアルコール消毒をしたか分からないほどで、恐らくこれまでの人生で行った手の消毒回数の何十倍もこの3年間でやってきたように思います。

夫や子どもが外で感染して家に持ち帰り、家庭内感染で家人に広がったという話をよく聞きました。政府も多数の感染者の出現に手の打ちようがなく、保健所への報告義務もなくなり、さらには隔離もできず、感染したと思ったら自分で家に閉じこもり対処してくださいといった、お手上げの状態になったのも記憶に新しいことです。

その結果、かなりの家庭内感染者が出たはずです。ところがかなり密度の高い濃厚接触者であるはずの奥さんとか、あるいは複数の家族のうちの一人だけが感染しなかったという話もちらほら耳にします。

不思議だなと思いました。とにかく感染力の強いウイルスと聞いていますので、至近距離で生活している家族は必ず感染するというのが、まあ当たり前のことなのですが、そういう不思議なことがままあります。いろいろ条件の違いというものはあるでしょうが、同じようなことは風邪やインフルエンザの家庭内感染でもよく聞く話です。

私はこうした現象の一つに免疫力が大きく関わっているのだと思っています。新型コロナはいずれ効果のある薬品が作られるでしょう。それが日本製品であることを祈りますが、いずれにしても原因菌はある程度殺菌することが可能ですが、病気が発症するか否か菌に強く対抗するバリアとなるのは免疫力であり、自然治癒力でもあります。

新型ウイルスや風邪などの病原菌は薬という化学薬品で殺すことができます。問題はそうした原因菌によらない病気の対処です。とくにがんは子宮頸がんを除けば予防ワクチンなどありませんし、治癒しても完治が難しい病気です。自分でそうした病気にならないような健康体を作っていかなければなりません。その味方になってくれるのが自然治癒力なのです。

さらに言うなら絶対積極の心も大きな力になります。絶対積極とは耳慣れない言葉ですが、これは私が私淑する中村天風先生が話された言葉です。がんをはじめ生活習慣病にはこの自然治癒力と、ストレスをつくらない積極的な心のあり方が非常に重要な鍵を握ります。そうしたことをこの本で述べていきたいと思います。

私たちは生まれたときから、外敵と戦う力を自然治癒力として授かっています。この自然治癒力をさらに強めていくことで、健康な生き方を保持することができるのです。

最近テレビなどの報道でタレントや有名人ががんで亡くなった事を知る機会が多くあります。その方たちががんに罹ったとき紫イペを知っていたら、より長い人生を生きることができたかもしれないと思い残念でなりません。より多くの方に紫イペを知っていただきたいと思っています。

私は健康相談室の室長を兼務しているので、日々がんに罹られた方々の相談に乗っています。私がそうした方々にお勧めするのは、最高の医療機関で治療を受けることです。そして天風哲学を実践し、紫イペを飲用されることです。

令和五年八月

山口祐治

目次

第2章

紫イペのビタミンやミネラルがなぜ必要なのか

第3章

免疫力は自然治癒力の重要な要素

第4章

病は食生活から

第5章

免疫は体を守る

第6章

日本のがん治療の実際

第7章

天風先生の絶対積極

第8章

統合医療の必要性

第1章

紫イペの不思議な力

紫イペとの出会い

私が紫イペと出会ったのは今から40年ほど前のことです。当初は紫イペ茶という健康茶として販売していたのです。ところが、お客様から「紫イペで、がんやアトピーなどの回復に非常に良い結果が得られた」という体験のお手紙やお電話をたくさんいただくようになりました。

それで私も驚いて、

「ほう、そんな効果がこの植物に有るのか…」

とびっくりするようになって、改めて紫イペの本当の力を知るようになりました。

私は薬学の研究者でも医師でもありませんから、自らの研究で紫イペの効能を見つけたわけではなく、むしろお客様の体験例からその実力を知らされたというべきです。

そこで改めて紫イペが持つ素晴らしい力を多くの人に知っていただきたいと思っています。

その体験をされた方たちの声をいくつか紹介してみましょう。

▼**84歳の女性。**人間ドックの検査で悪性の異型細胞がありステージ3bと診断。リンパ転移もあった。年が明けて手術、腸の一部を切除、人工肛門を設置。術後1か月から抗がん剤治療を始める。同じ病棟の患者さんから紫イペを勧められ、お陰で副作用がきついと言われていたが一切起こらなかった。脱毛はあったが、吐き気、食欲不振はなく体力は落ちなかった。5年後紫イペを止めてからまたもやマーカーが上昇、再度飲用したところ2か月後にマーカーがストンと下がり、あまりのあっけなさに驚くばかり。その後は無事に過ごしてもう84歳です。

▼**85歳男性。**67歳の夏、お酒を飲んだ翌日に胃が痛くなり病院を受診。急性心筋梗塞ですぐに手術。半年後に胆管がんが見つかり切除手術を受ける。この頃から紫イペを飲用して元気に過ごす。10年後大腸がんが発覚、肝臓にも転移で両方の部分切除手術を受ける。その後は紫イペを継続飲用。3〜6か月おきの定期検診を受けるが異常なしの健康を保っている。

▼**77歳の男性。**妻が脳溢血で倒れ、救急搬送で一命を取り留める。妻のリハビリの同意書を提出する際に、念のため自分の検診を受けると前立腺がんと分かり余命1年の宣告を受ける。手術をせずホルモン療法を行う。この時友人から紫イペを勧められて飲用を始める。ホルモ

ン療法にはいろいろな副作用があるが、軽いめまいと目がかすむ程度で生活に支障をきたすことはなく、次の検査でPSAの数値が最終的に0・56まで下がった。余命宣告した担当医もすっかり明るい顔を見せるようになっている。

▼71歳女性。左胸に2センチの乳がんが見つかり全摘手術を行う。その後の抗がん剤治療の副作用にかなり苦しむ。書店で紫イペの本を見つけて読み、購入。徐々に副作用が落ちついてきて1か月後には日常生活に戻れた。乳がん以前からあった胃腸の不調や関節リウマチの痛さからも解放されたのは望外の幸せだった。

これらの体験例は紫イペの効果について寄せられたそれぞれの方の体験談を、私が要旨にまとめたものですが、みなさんが紫イペの持つ不思議な力を異口同音に述べられています。このような事例があったので、私は紫イペを医学的に研究したいと思うようになりました。

紫イペは神からの恵みの木

紫イペはブラジル・アマゾン川流域の熱帯雨林の中で自生する広葉樹です。実は非常な大樹で高さは30メートルほどもあり、時には50メートルにも達するものがあるそうです。大樹だけあって幹の太さも、太いところは直径1メートル以上にもなります。

紫イペはこの大樹の先端辺りにしか枝葉を出さず、赤紫色のかわいい花を付けます。この花の色から紫イペという名前が付けられました。

というのも、この紫イペのほかに白い花を付ける白イペや黄色の花の黄イペ（黄イペはブラジルの国花）、あるいはオレンジイペなども生育しています。紫イペは学術上の分類ではノウゼンカズラ科タベブイア属に属し学名は「タベブイア・アベラネダエ」と言います。ブラジルではこのノウゼンカズラというのが大変よく見られる植物で約120属、650種類ものノウゼンカズラが自生していると言われています。

アマゾンの熱帯雨林地帯はその肥沃な大地と手つかずの自然が広がるので、実に多くの薬用植物が存在しており、文明が作り出した医薬品が届かぬ奥地では、こうした薬用植物が薬として原住民に飲用されてきたことはみなさんがよくご存じのところです。

現在でも全世界で科学的医薬品を享受しているのはわずかに30％ほどでしかないと言われています。残りの70％にあたるアマゾンなど未開拓地に住む住民は、こうした身近に自生する薬用植物を薬として利用していると言われています。

イペの中でも紫イペは薬用植物として、原住民に多く使用されていたとされています。30メートルという高い所に花を咲かすというのは、密林の中で少しでも他の木々より高く顔を出し、鳥たちの目に映るようにし、種を残そうとする生命力の強さを表すもので、そうした強さは人間にとっても有効な成分として、紫イペが持っていると言うことができるのです。

古代の原住民たちはこの紫イペを愛し、「奇跡の木」とか「神からの恵みの木」などと呼んでいたようです。

食虫植物でもある紫イペ

実は紫イペの持つもう一つの特徴は紫イペが食虫植物であるということです。食虫植物というのはご存じのように、昆虫や小虫などを捕獲消化して栄養の一部とする植物のことを指します。日本でもウツボカズラやモウセンゴケが同じ食虫植物として知られています。紫イペはこうした小虫などを捕獲して栄養としているので、地中から水溶性の養分を吸収するだけの薬用植物よりも栄養豊富であり、その結果として強い生命力を宿しているのではないでしょうか。

紫イペ以外にもイペの種類があるといいましたが、薬用という観点からすると紫イペが他の黄イペや白イペよりもはるかに高い機能性を有しているというのが研究者の統一した見解になっています。

紫イペは南米一帯に自生する樹木です。ブラジル以外にアルゼンチンでも自生しています。同じ紫イペでも、アマゾン川流域に自生する紫イペが一番薬効があると言われています。

紫イペの内部樹皮を利用する

さて、紫イペを健康食品としてどのように利用するかということを説明しますと、私たちが利用する紫イペの薬効成分はその樹皮の内側部分に多く存在します。そこで、樹皮を剥ぎ、内部樹皮を粉末状にして、エキスを抽出し加工したものが健康食品になります。

紫イペは長寿と言ってもよく、樹齢300年以上の木などもあります。とくに樹齢が古いものほど薬効成分が内部樹皮内に蓄積されており、30年、40年ものはまだ若木ということで、伐採の対象にはなりません。

アマゾンでも近年広範囲な木々の伐採が行われたことにより環境が変わってきていることもあって、紫イペの生息地が少なくなってきているようです。

それでは日本で植樹して増やせばという考えもありましたが、やはり日本の土壌や気候などが合わずに、うまく育たないことが研究者の間でも言われています。

紫イペが持つ優れた栄養素

紫イペの何が健康維持に有効なのかということの答えは、紫イペの持つ成分に答えがあります。

紫イペの成分を分析したものが表にあります。紫イペにはこの分析表（27頁参照）にも発見されていない未知の成分があります。

分析表によるとビタミン、ミネラルが非常に多く紫イペに含まれていることが分かります。

なぜビタミン、ミネラルが健康に必要なのかということについて考えてみたいと思います。

ビタミンやミネラルがいかに我々の健康維持に必要なのかということは、医学の専門書を見るよりも街の薬屋さんやドラッグストアに行けばすぐに分かります。お店の商品棚を見るとビタミン剤やミネラルの商品がずらりと並んで販売されているはずです。それだけ私たちが必要と感じ、購入をしているからです。

消費者一人ひとりを見ると医学の知識についてほとんど系統だった知識が無いと言ってもよいと思いますが、その行動を見ると、彼らが何を欲しているのか、何に不安を感じているのかということが、こうした購買行動からも分かります。

何が言いたいかというと、私たちの多くがビタミンやミネラルを摂取しなくてはいけないということを、詳細は分からなくても、また誰かに強要されていなくても理解しているということが分かりますし、それがまた真理でもあるのです。

ある有名な生理学・医学部門のノーベル学者が、

「医学的に説明できないことで病気が治癒していることがある。しかもそれは多くの病気について言えるのだ」

と言っています。

このことはつまり、現在の医学では未だ種々の病気に対して絶対というアプローチが確立できていない、ということではないでしょうか。

私たちはそうしたことをハッキリとではありませんが不安感として自覚しています。ドラッグストアの棚に多くのサプリメントが並び、よく分からずともビタミンやミネラルを手にしようする行動は、何かそうしたことと関係があるのではないかとも思います。

現代病の怖さ

ここ10年、20年の間に現代病という言葉がよく聞かれるようになっています。現代病というのは、現代に発症している特有な病気であり、さらに現代医学では容易に治せない、現代医学の最大の弱点となっている病気群ということでもあります。つまり現代病の怖さは病院に頼るだけでは解決しないという現実があります。

こうした病気を発症する最大の原因となるのが生活習慣や外的要因、ストレスやたばこや添加物によるものなのです。かつて病気と言えばその原因が病原菌やウイルスによるものでした。古くはコレラや結核などが亡国病と言われ、今の新型コロナのように医療が為す術もなく死者が大量に出ました。新しくはスペイン風邪などもこうした国がなくなってしまうような怖い病でした。これらは当時の現代病であり、当時は多くの患者が不治の病として亡くなっています。しかしこれらの病気はやがて予防接種やペニシリン、そして新たに開発された薬によってほとんど完治するようになり、医学の勝利となりました。

しかし現代病は今のところ、なかなか医学の勝利と言うようにはなりそうにありません。現代病の特徴は、原因となるものがばい菌や病原菌などではなく、人間が日々の生活で続けてきた習慣が新たな病気をつくりだして患者数を急増させ、さらに重篤化を招いていることがその一因となっているからです。

現在、現代病として人々を悩まし、死因の上位を独占しているのが、がん、心筋梗塞、脳卒中であり、これに次いで単独ではありませんが、複合して死亡率を高める糖尿病がありま す。

こうした生活習慣病はそれまでの生活習慣を変えることで、病気の発生を抑えることができますが、長い間に習慣化したことを変えることが一朝一夕でできないことも私たちは実感しています。

現代病に関して、原因の一つとされる生活習慣の中で、大きな比重を占めるのが食習慣です。そしてこの食習慣を根本から改善する主要な要素となるのが、先に述べたビタミンやミネラルとなるのです。

紫イペのビタミン・ミネラル

紫イペに含まれているミネラルとビタミンについて見てみましょう。ビタミンというのは複数の元素から構成された有機化合物です。有機化合物というのは、生命体の中で作られたものが多く、逆に言えば有機化合物は生命体との親和性に優れた物質だということができると言えます。

一方のミネラルというのは一つの元素そのものです。鉄、亜鉛、炭素、塩素、酸素、水素などですが、私たちが健康について話すものは主として鉱物のミネラルです。というのも酸

（図1）成分分析結果（100g中）

基礎成分			ビタミン類		
エネルギー	：	387kcal	チアミン（ビタミンB_1）	：	0.05mg
たんぱく質	：	2.3g	リボフラビン（ビタミンB_2）	：	0.63mg
脂質	：	2.9g	ビタミンB_6	：	0.40mg
炭水化物	：	87.9g	ビタミンB_{12}	：	0.38μg
水分	：	3.2g	葉酸	：	19μg
灰分	：	3.7g	イノシトール	：	211mg
			ナイアシン	：	3.40mg

ミネラル類					
ナトリウム	：	72.7mg	マンガン	：	4.92mg
リン	：	91.8mg	セレン	：	5μg
鉄	：	75.6mg	総クロム	：	0.07mg
カルシウム	：	498mg	塩素	：	194mg
カリウム	：	974mg	コバルト	：	0.13ppm
マグネシウム	：	221mg	ニッケル	：	1.24ppm
銅	：	0.03mg	バリウム	：	6ppm
亜鉛	：	1.40mg	アルミニウム	：	29ppm

※鉛、銀、総水銀、検出せず。

（日本食品分析センター調べ／H24年12月28日）

素、水素、窒素など人間に必要な元素は空気中に存在して、常に吸収することができます。しかし、カルシウム、亜鉛、銅、カリウムなどは無機的な物質として存在しているので、これを精製して単体として摂取するか、あるいは他の生物がすでに取り込んで他の物質と有機的に化合したものを摂取するほかありません。

私たちの体の95%は酸素、炭素、水素、窒素の4種類の元素でできているそうで、これらの元素をつなぐようにして体内で必要な有機化合物を精製しています。ビタミンも必要なものは体内で合成することができます。

こうした体内に取り込む元素以外にどうしても必要なのが、残り5%の微量な元素、つまりミネラルということになります。

5%と言えば非常に微量なものですが、少ないとはいえ常に体に存在していなくてはなりません。個々のミネラルとなると体が要求する量は顕微鏡的微量に過ぎません。けれども不足すると様々な病気になりやすく、時には生命の維持が困難になる。そうした危険性を含んでいます。

▼鉄

鉄はヘモグロビンに多く存在し体内に取り込んだ酸素と結びついて血液中に存在していて体内の細胞に酸素を供給する働きをするという重要な任務を担うミネラルです。

鉄分の不足は活性酸素による体内のサビの進行を早めることにもなります。サビというのは活性酸素が体内の細胞などを強力な酸素で酸化していくことによってできるもので、また顔のシミなども活性酸素の酸化によるものです。体の表面にシミができたということは内臓にも多くのシミができているということにもなりますので、内臓の機能鈍化やがんなどの病気を招く可能性が高まっていることを表しています。

▼カルシウム

ミネラルと言えばカルシウムを連想するくらい、代表的なミネラルです。しかし、なかなか体内に吸収しにくい物質です。

歯や骨に関する病気の多くはこのカルシウム不足が原因していて、日本人は特にカルシウム吸収能力が弱いために、カルシウム欠乏症だとまで言われています。吸収しやすい魚の骨など他の生物によって作られた有機化合物の中にあるカルシウムの摂取が必要だと言われてきました。

カルシウムが欠乏すると骨粗鬆症などの原因になるので、とても大事なミネラルですし、免疫力の向上にも貢献していることが研究者から報告されています。

▼マグネシウム

これも人体にとても大事なミネラルの一つです。マグネシウムは酵素の働きを活性化する働きを持っています。そのほかカルシウムと関係を持ちながら骨と歯の形成、代謝に関わってもいます。

▼ナトリウム

成人の体内に100gほど存在し、私たちが生きていく上で欠かせないミネラルの一つです。ナトリウムと言えば想像されるのが塩化ナトリウム、塩です。料理の味付けには必ず使われますし、食卓に置かれ、食事中の調味料としても使われます。

ナトリウムの多くは体内の骨などに存在して神経伝達や筋肉の収縮、栄養素の吸収、体内への運搬にも関係するミネラルです。

ナトリウムが不足すると、短期間に生命の重大な危機が訪れるという大事なミネラルです。

▼亜鉛

亜鉛は人体の中に約2g存在しています。成人ではそのほとんどが筋肉と骨に含まれていて様々な体内反応に関与しているとされます。とくに重要なのが、アミノ酸からのタンパク質の再合成、DNAにも関与しています。

それと成長期の幼児の発達や成長に大きく関わっているため、この時期の亜鉛の必要量の確保が重要な事になります。

さらに味覚を感じる組織を作ることにも関与しており、また精子の産生にも働きがあるために精力増強ミネラルとしても注目されています。

この亜鉛が活性酸素を除去する抗酸化酵素の成分であることが分かっており、活性酸素除去に伴うがん予防の働きをすることで注目をされているミネラルなのです。

▼カリウム

カリウムはいろいろな食物に含有されています。みなさんよくご存じなのがバナナですが、そのほかにも野菜のほとんどにカリウムが含まれています。

このほか魚類、肉類にも含まれている馴染みの深いミネラルでもあります。ほとんどが体内の細胞の中に存在しており、カリウムの摂取量を増やすことによって血圧の低下や骨密度の増加、脳卒中の予防などに効果があることが分かっています。

果物、芋類、あるいは豆類などから豊富に摂ることができるミネラルです。

▼クロム

耳慣れないミネラルですが、三価クロムとして肉類、魚類、海藻などに含まれているミネラルです。とくに注目されるのは血糖値のコントロールに関与していることです。インスリンの働きを増強する働きなどがあります。

ビタミンも豊富にある

さらに紫イペが含有しているビタミンについても見てみます。

▼ビタミンB_{12}

このビタミンは酵素をサポートする補酵素としての役割が重要な働きで、とくにアミノ酸の代謝、核酸の代謝、葉酸の代謝に深く関わっています。そのほか多数の体内組織の機能や発達を正常に維持するために必要な栄養素と言われています。

がんというのは細胞の正常な分裂によらずにできる、いわゆる悪性の新生物ですので、こうした体内機能の中でも細胞の正常な活性化を維持する補酵素の役割はとても重要だと思います。

ビタミンB_{12}はレバーや牡蠣、あさり、しじみ、さんまなどに多く含まれています。ということは植物の中ではなく動物性食品中に含まれているということになりますが、これがなぜ紫イペに多く含まれているのかというと、紫イペが食虫植物であるからです。

したがって、菜食生活を主にしている方には、紫イペが含むビタミンB群が有効になると思われます。

▼ビタミンB_6

このビタミンは主としてタンパク質の分解に関わっているもので、タンパク質の摂取量が多い人ほど必要なビタミンです。

とくに重要なことはビタミンB_6が免疫機能の正常な働きを助けることにあります。がんの芽などをいち早く摘み取る免疫細胞の活性化を維持するために必要なビタミンで、このほかアミノ酸の代謝にも関わっていることから神経の伝達物質、たとえばセロトニンの合成にも必要な物質で、精神安定を持続するためにも必要なビタミンとされています。

ビタミンB_6が欠乏するとけいれん、むくみ、口角炎、脳波異常、そして前述した免疫力低下などを招く恐れがあります。

ビタミンB_6を含む食品はマグロ、牛レバーなどの動物性食品ばかりでなく、ニンニクやピスタチオ、ドライバナナ、とうがらしなどの植物性食品にも含まれており、紫イペにも当然のことながら良質のビタミンB_6が含まれています。

▼葉酸

葉酸もまたみなさんがよく耳にするビタミンではないでしょうか。葉酸はビタミンB群の一つになります。水溶性のビタミンでビタミンB_{12}とともに赤血球をつくるので、造血のビタミンと呼ばれてもいます。葉酸と呼ばれる所以であるように植物の葉に多く含まれており、水溶性ということもあり、なかなか摂取が難しいビタミンでもあります。

葉酸が不足すると、動脈硬化、悪性貧血、胎児や幼児のさまざまな発達障害を引き起こす原因となることがあります。

第2章

紫イペのビタミンやミネラルがなぜ必要なのか

補酵素として自然治癒力を高める

紫イペのビタミンやミネラルの含有量を見てきましたが、多種多様でこれは第三者機関の分析ですので、疑う余地のないところです。これらのビタミン、ミネラルが単体としてあるのではなく紫イペという樹木の内部の組織内に有機的な結合の形で存在しているところが素晴らしいのです。

有機的というのは、様々異なった元素が、ある自然界の決まりに則って結合し一つの物質を形成していることと言っていいのですが、これは生命力がなければできないことで、それぞれ生物が作り上げる生命力の強さがこめられたものということができます。

さらにこの有機化合物の各分子の間に緊密な結合があって、部分と全体とが必然的な関係を有しています。

つまり、もしビタミンB_{12}とカルシウムの粉末なりをビーカーに入れてどんなに攪拌しても有機的結合はできません。そうではなく、人間や動植物など生命活動をしているものが外部から取り入れた栄養物質を自らの酵素などによって分子まで分解し、改めて生命活動に使用できる有機化合物を作り出しているわけです。

そうした生命力の強さというものがこの紫イペの栄養成分にこめられていると私は思っています。

たとえばカルシウムにしても紫イペの含有するカルシウムが有機的に結合した生物由来のものですと、すでに他の物質と有機的に結合したものですから、人体との親和性が高く、それだけ私たちの体内に吸収しやすいということにもなります。

前述したように、もしカルシウム単体が人間の腸から簡単に吸収でき、さらに体内にある物質と結合しやすい物質であれば、改めて毎日のようにサプリなど飲用しなくてもいいのです。逆に飲んだだけ吸収結合してしまうと、それこそ体内で数え切れないほどの結石ができてしまうことになるでしょう。

紫イペの場合もこの観点から言えば、有効成分のすべてが、有機的に結合されているものですから、体内ですぐに補酵素などの役割を果たすものとして期待が持てるし、またそうした体験の報告も出ています。

紫イペに抗がん作用がある

紫イペには、このほかに分析されていない、がんに効果がある有効成分があることが分かっています。

その前になぜ南米のアマゾンの原住民たちがこの紫イペを珍重していたかというと、実は紫イペが持つ強い医療効果をアマゾンのシャーマンの人びとが知っていたからだと思われます。

もちろん当時は近代医学の知識もなかったので、すべて体験的なものになったわけですが、とにかく医者も薬もない時代に、この紫イペの内部樹皮を煎じたものを用いると、多くの病気を治すことができた。そういうことが原住民のシャーマンたちに知識として代々受け継がれていたわけです。

そうした原住民の知恵というものを先進国の人たちが知るようになるのは中世になってからのことです。科学者はこの不思議な植物を自国に持ち帰り研究を始めます。これは紫イペだけなく、南米やその他の未開の地に住むシャーマンたちが使用していた、いろいろな薬用植物に白人の関心が集まって、研究が始まるようになります。大航海時代には、金とバーター取引をされるほど貴重品でした。インドのガンジー師はいつも紫イペを飲んでいたそうです。

紫イペについて言えば、その成分を調べたところ、先に述べたように、多くのミネラルやビタミンを含んでいることが分かり、結論として、こうしたたくさんの有効成分が有機的に結合して人体の免疫機能を活性化しているということが分かってきました。

紫イペに抗がん作用があるという驚くべき発見をしたのはブラジルのレシーフェ抗生物質研究所のデリマ博士で、紫イペから「ラパコール」と言われる色素成分を抽出してマウス実験をしたところ肉腫の成長が抑制されたという結果が出ました。

これを1968年に学会で発表したのが、紫イペとがんとの関連性が世界的に知られるきっかけとなり、注目をされましたが、このラパコールはその後強い副作用などが発現したことで、研究は中断されました。しかし、紫イペに抗がん作用があるということは明らかであることから、その後も世界で研究が続けられたのです。紫イペから成分を抽出して使用するとその成分には強い副作用がありますが、紫イペを丸ごとで飲用すれば副作用はありませんので、高齢者から幼児まで安心して飲用できます。

日本での紫イペ研究

日本でももちろん紫イペと抗がん作用についての関心は持たれていましたが、研究費の不足や研究材料の紫イペの入手が困難などの理由でなかなか本格的な研究とはなりませんでした。

ところが、最初にこの研究の突破口を開いたのが金沢大学がん研究所免疫生物部の助教授（当時）故・坂井俊之介博士でした。坂井博士は紫イペを使って様々な動物実験を行って、抗がん作用があることを立証しました。この結果は１９９６年から１９９８年の日本癌学会で発表されています。

紫イペの効果は抗がん作用の中でも免疫力の活性化に優れていること、がん細胞に直接アプローチをすること、新生血管を阻害すること、この３つの力が他のサプリメントとは違うものだとされています。

その後、関西医科大学・第一外科川口雄才講師（肩書きは当時。現・北河内藤井病院院長）が臨床医として紫イペの研究を始めて、10年以上大学内での臨床試験を行い、紫イペと抗がん作用の効果を学会などで発表しています。

大学病院で治験の研究をするためには、厳しい倫理委員会の審査に合格しないといけません。紫イペはその審査に見事に合格したのです。また、医学会で発表するには最低でも30例以上のエビデンスが必要とされています。

川口医師が紫イペに研究対象として関心を持つキッカケになったのは、入院していた末期のがん患者の方が元気なので、

「何か飲んでいるの？」

と聞いたところ、

「紫イペを飲んでいる」

という答えが返ってきたことからです。そこで先生はいろいろと調べて、私の所に研究がしたいと連絡をしてきました。

臨床で得たがん抑制の研究結果

紫イペに関心を持った川口医師は関西医科大学において、１９９８年から２００３年の５年間にわたって、約２００人のガン患者さんに対して、治療の一部に紫イペを取り入れてその効果を確かめてみました。その結果は２００３年に開催された第41回日本癌治療学会において報告されています。内容は次のようなものです。（川口雄才著「ガンと向き合うあなたへ」、ごま書房新社刊から一部要約）

治験の対象となった患者さんは可能な限り手術も行い、抗がん剤の投与や放射線治療も行っています。つまり通常の西洋医学の治療を行っているということです。

なお、抗がん剤投与は川口医師の考え出された低容量（通常の4分の1）の抗がん剤を使っています。その理由は通常の抗がん剤は正常細胞にとって非常にきつく、副作用が起きやすく生命にもかかわることから、がんを殺すのではなく現状維持を目的として、免疫力や他の自然治癒力によってがんを攻撃していこうという治療法を行っています。そのために免疫力を助ける代替医療を模索していたことが紫イペの治験をする動機にもなったと先生が著書で語っています。

通常の西洋医学での治療を行った上で、患者さんの同意を得て紫イペのエキスを投与しています。投与量は1日900mgです。

①胃がんにおけるステージⅣ、再発・転移症例の累積生存率（43例）

治験の対象は関西医科大学外科の胃がんステージⅣ34例と転移がん症例9例の患者さん。年齢36歳〜81歳、平均61・9歳。男女比は4対1。

胃がんの累積生存率は全体として中央値は2・1年で、1年生存率は53・5％、5年生存率25・6％で他施設での累積5年生存率の0〜

（図2）胃がんにおけるstageⅣ、再発・移転症例の累積生存率

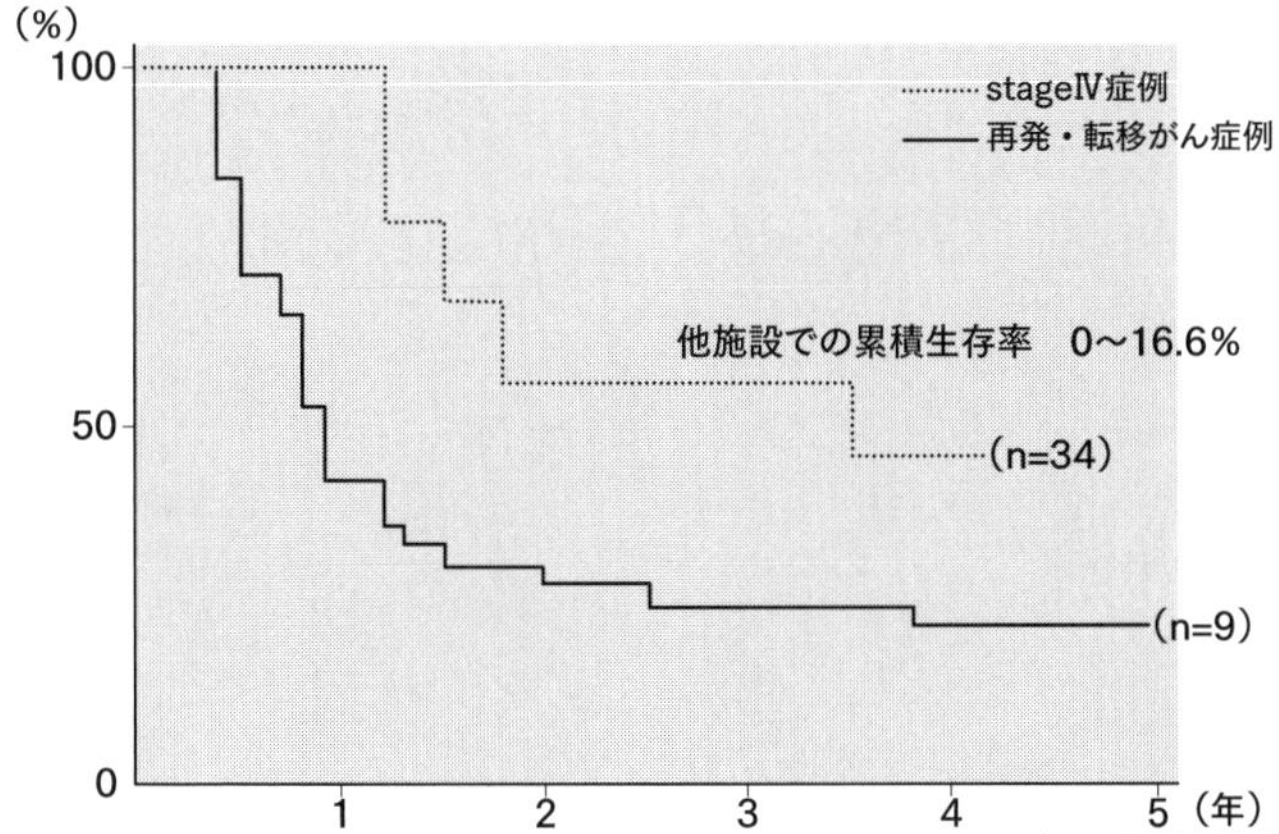

（関西医科大学 外科）

16・6%よりも良好な結果が得られたと川口医師は述べています。（図2参照）

②大腸がんにおけるステージⅣ、再発・転移症例の累積生存率（52例）

年齢35歳～78歳、平均59・4歳。男女比は1・5対1。ステージⅣ症例が20例、転移症例は32例でした。

この結果、累積生存率の全体としての中央値は2・6年で、1年生存率は80・8%、5年生存率は44・3%と他施設での累積5年生存率の0～16・9%よりも良好な成績が得られたとしています。（図3参照）

③乳がんにおけるステージⅣ、再発・転移症例の累積生存率（25例）

（図3）大腸がんにおけるstageⅣ、再発・転移症例の累積生存率

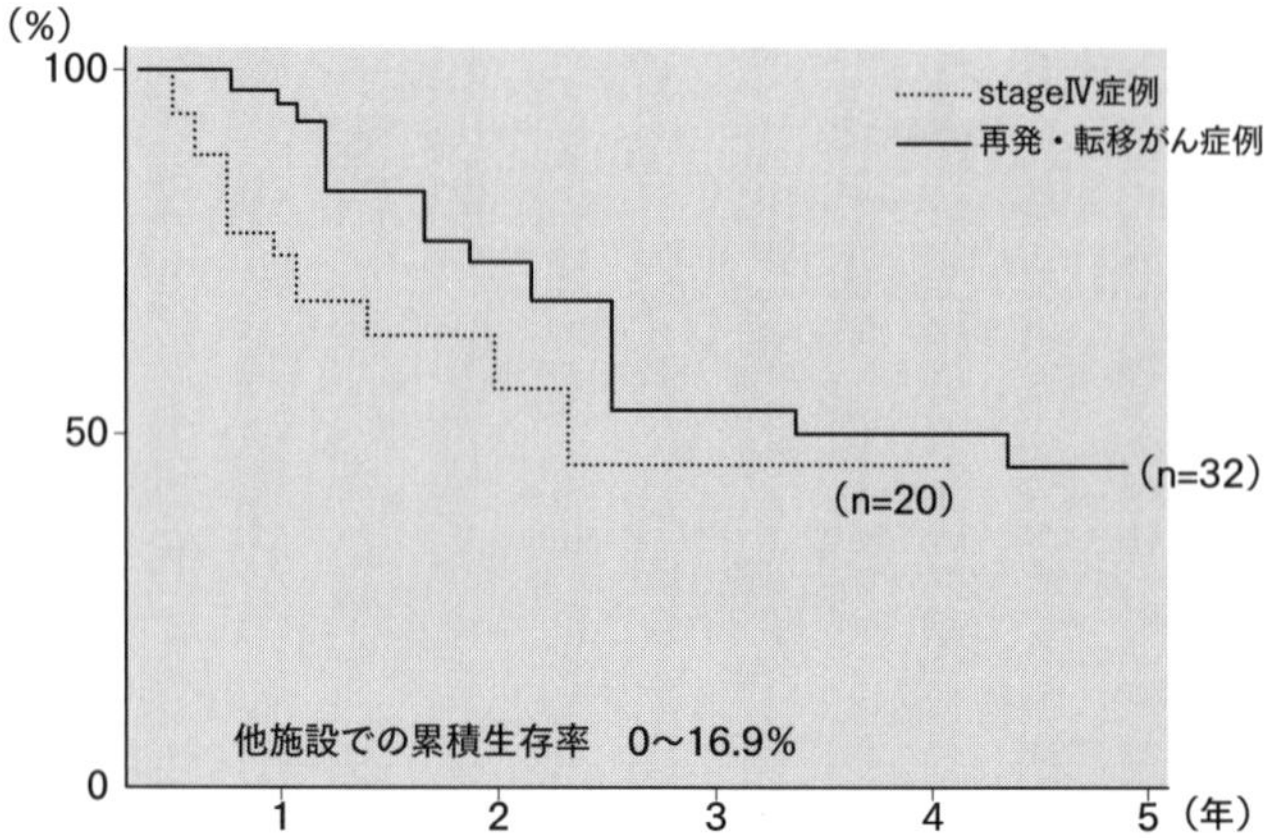

（関西医科大学 外科）

年齢26歳〜70歳、平均50・8歳。この内1例のみがステージⅣであり、残り24例が転移症例でした。

この結果、乳がん症例としての累積生存率は、全体の中央値3・2年、1年生存率は92％であり、5年生存率52％と他施設での5年生存率0〜41・6％に比べて良好であったと川口医師は結論付けています。（図4参照）

この学会報告の結論として、「胃がん、大腸がん、乳がんのステージⅣ、再発・転移症例に対して、手術、低容量化学療法、機能性食品である紫イペを用いることにより良好な結果が得られた。また、末期がん症例に対して紫イペエキスを投与することにより、食欲増進作用が得

（図4）乳がんにおけるstageⅣ、再発・転移症例の累積生存率

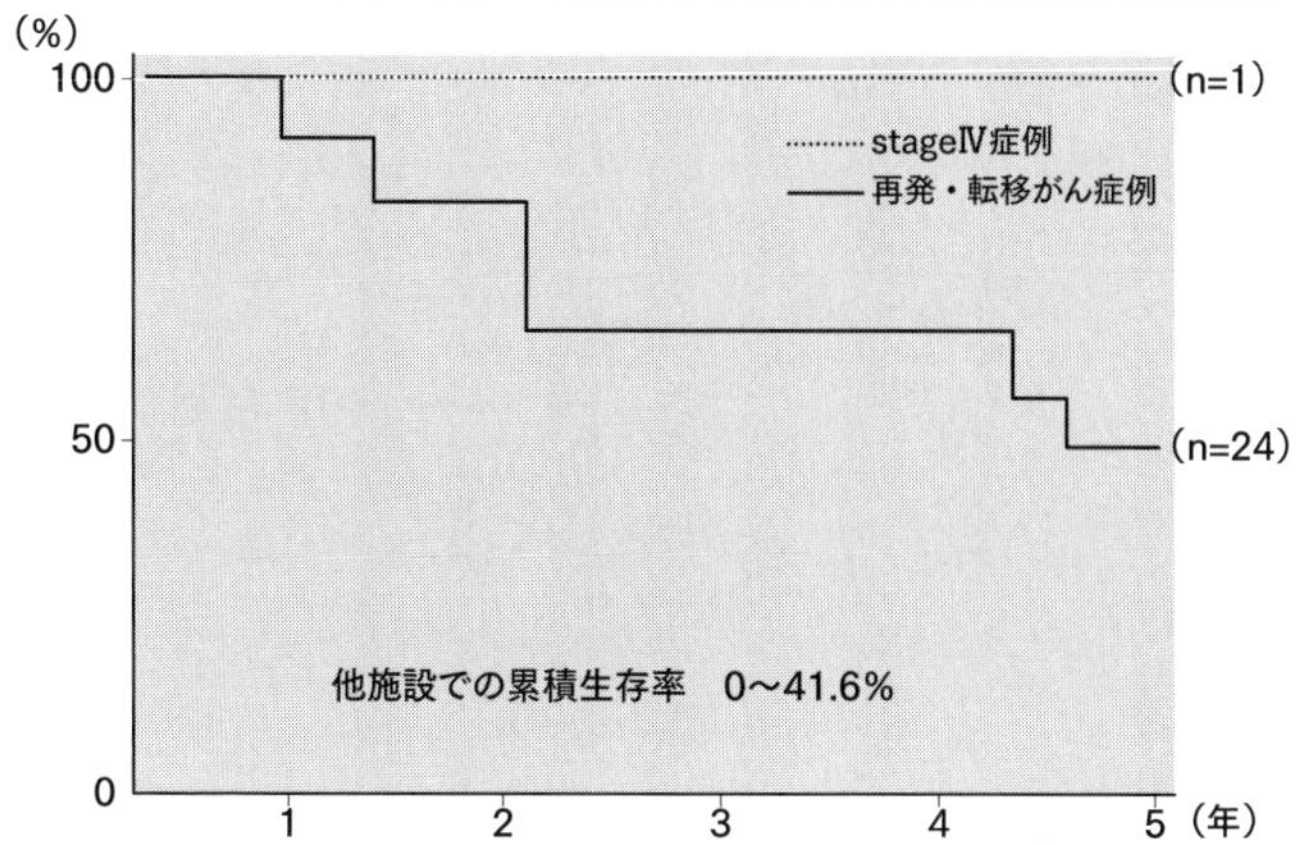

（関西医科大学 外科）

られ、また活力向上などＱＯＬの改善が見られた」としています。

寄せられた体験例からも教えられた

私に紫イペの抗がん作用と免疫力アップの効果を教えてくれたのは、実は紫イペを飲用した方々からの体験のお話からでもあります。二、三その要旨をご紹介しますが、これはあくまでも紫イペの健康食品を飲用された方の個人的な感想ということをご承知ください。

子宮がんの術後、抗がん剤の副作用から回復

54歳の女性ですが、子宮体がんのステージ1Ａで子宮、卵巣、リンパ節の全摘手術。術後抗がん剤治療に入る。体がフラフラして起きるのが辛く、体力がガクンと落ちるのを実感。口内炎ができ痛みで食欲がなくなる。

肺がんで入院している方から紫イペを教えてもらい服用すると3日後、口の中の痛みや舌の変色もなくなり、1週間後には副作用が完全になくなる。食欲も出て家事も楽にできるよ

うになった。

ステージ4の肺がん、抗がん剤治療も軽快

68歳の女性。急な声枯れで、検査の結果ステージ4の肺がんと診断される。ステージ4まで進むと手術はできないので、抗がん剤治療となる。月に1度の抗がん剤治療で約1週間入院。治療が始まって直ぐに紫イペを知り飲用を始める。

すでに1年が過ぎたが体調も万全、どこががんなの？　辛い症状が一つもなく、紫イペが免疫力を上げて闘う体にしてくれたと思っている。

上行結腸がん、抗がん剤で体調悪化。もっと早く紫イペを知りたかった！

71歳女性。体力に自信があったが、2017年から食欲不振、体調不良が重なり検査の結果上行結腸に内視鏡が入らないくらい大きな腫瘍があり、リンパ節にも転移。直ぐに摘出手術を行い、術後から抗がん剤治療を始める。食欲はなくなり、あっという間に18キロも体重が落ちた。やつれた私を心配した親戚から患者会の参加を勧められ、参加していた患者さん

から紫イペを教えてもらう。飲み始めるとみるみる体調が回復し、うそのように活力が湧いてきた。

定期検診で腫瘍マーカーがすっかり正常値に戻った。もっと早く知っていれば、抗がん剤の苦しみもなかったでしょう。

第3章

免疫力は自然治癒力の重要な要素

自然治癒力は三本の柱

自然治癒力とは何でしょうか。字を見れば自ずと答えが出てきますが、病気などを医学の力を借りずに自然に自分の力で治すことです。

前述しましたが、家族がみんな風邪を引いた中で一人だけが風邪を引かずに元気にしていることがよくあります。皆と同じように生活しているのに、その人だけが風邪の症状が出ずにいる。これって不思議なことですね。まあ、その時の環境とか家族構成とか、条件の違いというのは挙げればきりがありませんが、いずれにしても、元気でいられた方には体の中に風邪の菌を退治する力があったと見るべきで、これが自然治癒力と言えるのではないかと考えます。

たとえば、風邪を引いたとしても、それほど重篤でなければ家で水を多く飲んで暖かくして静養していれば、一日か二日で治ります。これも分かりやすく言えば自然治癒力です。

体の中には、普通の暮らし、つまり病気や怪我などのない暮らしを保とうとする働きが備えられています。恒常性＝ホメオスタシスともいいますが、アメリカの生理学者であるキャノン博士が名付けた生体内の働きです。体内の諸器官が外部環境の変化や姿勢や運動などの変化に応じて、体温や血流、そのほかの機能をある一定の状態に保とうとする機能のことです。

つまり、体が外的な要因、あるいは自分の生活習慣によって状態が変わっても、それに応じて内部のバランスが壊れないよう元の状態に戻そうとする機能も恒常性の働きになります。病気や怪我などは外的要因による体の様々な変化ということになりますが、これを元の状態に戻そうとする力が意識することなく自然に働くように私たちの体はできています。この自然治癒力の力が強ければ強いほど、病気に罹りにくく、怪我の治りも早いということになります。

その自然治癒力とは一体どのように、あるいはどこから生まれてくるのでしょうか。がんの発症もこの自然治癒力によって左右されるのではないでしょうか。

最大の課題は免疫力の強化

恒常性を維持しているのは、免疫系と神経系そしてホルモン系の三本の柱とされています。免疫系は白血球を構成する免疫細胞から成り立っています。これは外部からインフルエンザのウイルスや様々な病原菌などが侵入してきたときに、これを撃退する体内の防衛隊とも言うべき細胞群で、一度病気にかかると、その病原菌の特徴を覚えていて、再度侵入してきたときに、すぐさま異物と捉えて攻撃をし、撃退します。

予防注射などはこの免疫細胞の習性を利用して、病原菌の死骸や菌の能力を極度に弱くして体内に注入することによって、その病原菌の特徴を免疫細胞に教え、その病原菌が再度体内に侵入しても即座にこれを撃退し、病気にならないようにするものです。

新型コロナのワクチンもこのように免疫細胞の習性を利用したものですが、ワクチン接種によって免疫細胞が準備する抗体、つまりコロナウイルスを撃沈するミサイルの有効期間が短かかったためと、次々に現れる変種のために、これに対応したワクチン接種が必要なため、何度も接種しなければなりませんでした。科学とウイルスの戦いと言ってもいいような大変な状態になったようです。

そういうことで、この免疫組織が働かなければ、私たち人類は種の存続の危機に直面することになります。したがって免疫力の活性化は常に行わなければならない重要な課題です。

がんも免疫力により撃退できる

がんは基本的にストレスや喫煙など外的要因や生活習慣だけで発症するものではありません。がんがたとえば結核のように結核菌によって発症するのであれば、この結核菌を撃退するペニシリンのような治療薬を開発すれば、恐らくこれほど悩まなくても済んだのですが、がんは自分の細胞が作り出す新たな不正細胞（がんの芽）によって発症するためになかなか根治の決め手が見つからずにいます。

研究者によれば、人体の細胞はそれぞれの組織によって異なりますが、ある一定の期間に新しい細胞とおき変わります。つまり細胞分裂が行われ、古い細胞である母細胞が死に、新しい娘細胞は母細胞の遺伝子情報をコピーして引き継ぐことで、全体の細胞数は変わらずに健康を維持できます。

ところがこの遺伝子情報の引き継ぎ時に偶然にミスコピーされてしまうことがあるのです。何しろ人体には1kgで1兆個の細胞があるとされ、成人男子の体となると約60兆個の細胞からできている計算になります。この60兆個の細胞がそれぞれ細胞分裂をしていくのですから必ず細胞分裂のときに遺伝子情報をミスコピーした新しい細胞が生じます。

このミスコピーされた遺伝子情報を持った細胞は、もう正常な細胞とはいえず、次の細胞分裂時には間違った情報をそのまま子孫に伝えてしまうために、悪性の不正細胞となります。これが増殖していくと悪性新生物、つまりがんということになるのです。

低い確率と言ってもおよそ3000個から6000個のミスコピー細胞、いわゆるがんの芽が毎日のようにできるとされています。

ミスコピーされた細胞は前述の通り悪性新生物であり、そのまま生き延びるとがんの芽となります。

このがんの芽が組織の中に定着して増殖すると、10年ほどで検査によって発見されるような大きさに成長し、そのほとんどが悪性腫瘍、つまり真性のがんになります。

そうしたがんの芽ががん化するのを防ぐのが免疫細胞で、とくに大食細胞のマクロファージはこのがんの芽を見つけ次第食べてしまいますし、あるいはＮＫ細胞は殺し屋細胞としてこのがん化した悪性新生物を追い続け、パーフォリンと言う殺がん物質を発射してがんを殺してしまいます。

というわけで免疫細胞を活性化することによってがんが発症する確率を低くしてくれているのです。これは私たちが持つ不思議な、そして頼りになる防御機能の一つなのです。

ホルモン分泌も大事な健康維持の基盤

ホルモンというのは体の中で作られる生理活性物質で、先ほど述べた恒常性を保持するうえで、非常に大事な物質です。よく耳にするのが、副腎皮質ホルモン（ステロイド）とか、男性・女性ホルモン、あるいはエストロゲン、愛情ホルモンのオキシトシンなどといったものですが、実際にはもっと多数のホルモンが様々な器官で合成・分泌され、体液を通して、恒常性を維持するために働いています。その細かな仕組については現代医療科学でも未だに全容の解明がされていないほど複雑な機能と働きがあります。

ホルモンというのは体の内部で合成され、体液や血液などによって必要な器官に運ばれるために、汗など外部で機能する分泌物と区別して内分泌と呼んでいます。そしてこのホルモンを分泌する器官を内分泌器官と言っています。

ちなみにホルモンが生成される器官を見てみると神経系では視床下部、下垂体、副腎髄質、さらに性腺、副腎皮質、甲状腺濾胞細胞、心臓、そのほか消化管や膵臓などなど。注目したいのは、ホルモンの中には遺伝子情報を制御するなどというような特別なものもあることが知られており、遺伝子情報の活性化にも大きく寄与しているといえます。

神経系の根本は自律神経

神経系の中心は脳であることは誰もが分かっていますが、脳は神経細胞を通して情報を収集し、体の様々な機能をコントロールしていると言って過言ではありません。

私たちが日常生活で、感情を持つこと、つまりうれしい、悲しい、憎らしい、可愛い、うらやましい、こうした感情はすべて脳の中でつくられている心の現象です。

しかしこうした感情は脳から神経を通して身体各部の器官に情報として流され、筋肉の緊張や弛緩、心臓の動き、目や手足の動き、そうした表情や動きを始め、内臓の働きにまで影響を与えています。

神経系の根本となるのが自律神経です。自律神経は人間の生命活動のバランスを整えている大事な神経です。

自律神経は自分の意思とは関係なく働く神経のことを言います。呼吸、循環、消化や生殖、排泄などはこの自律神経に支配されています。つまり心臓を自分の意思で止めたり動かしたりできないのと同じように、胃や腸の動き、発汗なども環境や状況に応じて自律神経が臓器の働きを調整しています。この神経は脳内の視床下部というところにあり、本人が自覚することなく24時間、恒常性を保持するために、体中の機能をバランスよく働くようにする指令を送っています。

そういうわけで、この自律神経を乱すと臓器にも大きな乱れが生じます。自律神経を構成するのは交感神経と副交感神経という二つの神経です。たとえば、他人に侮辱されるような行動を受けたとき、自律神経内でよく知られる交感神経が活性化し、体は戦闘態勢をとるように、心臓の鼓動を早くしたり血圧を高めたりします。反対に体が就寝を欲すると、副交感神経が働き、心臓の働きを抑えて血圧を下げ、さらに筋肉の緊張を解くようにして、体をリラックスさせ睡眠を導入するのです。

人間の体は宇宙空間

人間の体を構成するのは約60兆個の細胞だと言いましたが、これはまるで宇宙を構成する星たちの数と同じようなものだと思いませんか。この星たちがバラバラな動きをすれば、宇宙はすぐにも崩壊してしまいます。宇宙空間では重力や引力など見えない力が働いて一定の空間秩序を保っています。

それと同じように人間の体もすべての構成要素を一定の状態に保とうとする力が働いているために、何事もなく生活を行うことができているのです。この神経系が狂ってくると、体温調整や睡眠リズムに変調が生じてきます。とくに怖いのは、こうした変調から生ずるストレスの増大です。

ストレスが増大すると、免疫組織に大きな変調をきたすようになります。このことに関する研究はいろいろな所で研究結果が発表されていますが、ストレスの蓄積によって免疫細胞、とくにがんの芽などを攻撃してくれるＮＫ細胞などが減少するという研究発表もされています。

不正細胞のがんの芽が多く生き残れば、それだけ組織内で生存定着し増殖する可能性が高くなりがんになる確率が高くなるわけで、神経系の不調は他のホルモンや免疫系に大きな影響を与えてしまうわけです。

自然治癒力を高めて

自然治癒力を高めるということは恒常性機能を高めることであり、人間が本来持つ病気への抵抗力を高めることでもあります。このことはすでにお分かりになったと思います。

私たちは生活の中で、今日は何か不調だなと思うことはたくさんあります。しかし、仕事をしている内に、いつしか体の不調を忘れてしまって、いつも通りの生活をして翌日は何事もなく生活していることがあります。

これは恐らくさきほどの自然治癒力、恒常性機能が働いて通常の状態を取り戻せたのだと考えてよいのでしょう。

具体的に自然治癒力を高めるにはどうすればいいか？　それは普段からの生活習慣を見直していくことだと思います。食生活においては発酵食品、食物繊維、ミネラルやビタミン豊富な食品を摂取すること、さらに適度の運動を行うこと、ストレスをできるだけ溜めないことなどがあります。本書の第8章に書きました「私の提唱する健康への法則」を実行していただければ、必ず自然治癒力は高まります。

自然治癒力を普段から高めるように努力をしていると、身体のバランスが整うようになり、がんや生活習慣病をはじめ、活性酸素やばい菌などによる様々な病気にも打ち克つ体をつくることができるようになると思います。

次に紹介するのは自然治癒力で抗がん剤の副作用を無事に乗り越えた方々の体験例を私が

要旨にしたものです。個人の感想ではありますが、紫イペと免疫力の関係がよく分かると思います。

▼**72歳女性**。市民検診で右乳房にステージ1の初期乳がんが見つかる。手術を受けリンパ節への転移でステージ2に変更。さらに原発性の初期肺がんで半年後に切除手術。ホルモン治療と抗がん剤治療を行うが、抗がん剤治療の副作用で胃の不快感があるものの、乳がん手術当時から紫イペを知り、そのためか胃の不快感だけで済み、退院後は普通の生活を送ることができる。

▼**70歳女性**。子宮がん検診を必ず受けていたが、下着に出血の跡が見られ、最初は痔と診断される。その後大量の出血で検査を受け子宮頸がんステージ3bで入院。抗がん剤と放射線治療を行う。入院時に娘さんから紫イペを内緒で渡され病院内で飲用。そのお陰か副作用は全くなく元気だった。50日後の退院時にはがんが消えていた。その後リンパへの転移があったが、放射線治療で消失。その後は平穏に暮らしている。

第4章

病は食生活から

寿命は延びたけれど

現代医学は多くの病気を克服し、さらに人間の寿命を延ばしてきました。これは誰が見ても明らかな事実です。百年前のことを考えてみても、誰もが飛躍的に向上した医学の進歩を目の当たりにすることができます。

確か1940年代後半、つまり戦後の日本人の寿命は50歳代でした。当時は栄養状態も悪く、それこそ自然治癒力が最低のランクという状態だったのです。それから半世紀も過ぎると日本人の平均寿命は世界一と言われるほど飛躍的な伸びをみせるようになったのはみなさんもご存じのことです。現在では基礎的な栄養摂取量が増え、以前は流行語のように使われた栄養失調などという言葉は死語となりました。

同時に国内の経済力が高まったことで生活水準も上がり、教育や様々な学術的研究水準も世界と比肩して行われるようになりました。そのことが医学の向上にもつながり、私の知るかぎりでは日本の医学は世界のトップクラスだと言えるのではないでしょうか。

生活習慣病の高まり

この食生活の向上と医学の発達が何をもたらしたかというと、生活習慣の大きな変化です。経済力の向上は食生活の大きな変化をもたらしました。それまでの和食中心の食事内容が急速にパンと肉を中心とした洋食へと変化して、高カロリーの食事内容が好まれるようになってきました。みなさんも実感するところだと思います。

１９７０年代後半のことでしたが、当時アメリカでは脳卒中や血流障害、それにがんの死亡率が非常に高いことに国家として頭を悩ませていたのです。

そこで米議会上院に栄養問題特別委員会というものを創設して、なぜアメリカ国民にそうした生活習慣病が多いのか、調査をすることになり、当時の上院議長であるジョージ・マクガバン上院議員を委員長として、アメリカの食生活と病気との関係を中心に調査を始めました。

その中身は世界各国の食事内容とその国特有の疾病の調査を始め、各国の医師、生物学者、栄養学の専門家、約3000人を超える識者のインタビューをするなどした結果、最終的に5000ページを超える報告書を作成して上院に提出しました。

驚くべきはその報告書の中で、理想的な食事の一位として認められたのが日本で食べられていた和食だったのです。この報告を受けてアメリカのFDA（米国食品医療品局）などを始め、国ぐるみで高カロリーの食事から和食特有の野菜や魚料理などの低カロリーと機能的な食事を普及させる運動が始まりました。寿司や天ぷら、豆腐や納豆などがアメリカで人気を博すようになったのは、こうした歴史があったのです。

一方で、見本になるべき日本では、パンやバター、チーズ、肉料理などの洋食文化がもてはやされるようになり、それとともにがん、高血圧、心筋梗塞や脳卒中といった血流障害が死亡原因の上位を占めるようになってきました。

これは今でも変わることなく、がんが死亡率のおよそ三分の一を占め、さらに血流障害がこれに次ぐようになって、この状態がすでに数十年も続いています。

いったいこれは何を意味するのでしょうか。

自分の生活習慣が病気を招く

現在、日本人の死亡率の上位を占めるがん、心筋梗塞、脳卒中、それに糖尿病を原因とする諸病はいずれもウイルスやばい菌などによるものではありません。自分の生活習慣がつくりだした体内環境が病気そのものを作り出したものなのです。

特に生活習慣の中で大きな原因となるのは食生活です。マクガバン報告の当時から比べると日本の食事に関する環境は驚くほど変わってきました。中でも冷凍食品やレトルト食品の普及などは顕著なものです。

コールドチェーンの発達はとくに若い人たちの食習慣を変えた大きな要因になっています。冷凍食品は非常に便利ですので、若者や共稼ぎで働く女性などの多くはこうした食材を使うことが多くなっているのですが、生鮮食品などに比べるとこうした加工食品はミネラルやビタミンの含有量が落ちると言われています。その結果、ここ数十年で日本人がミネラル、ビタミンを食品から摂取する量が格段に少なくなってきていて、この飽食の時代でありながら骨が弱くなったり、貧血症が増えたり、あるいは抵抗力が低下して疲労感がある人びとが増加しているということをよく聞くようになっています。

このため医師などの助言もあって、ビタミン、ミネラルのサプリメントの購入者が増加しているようです。サプリメントの摂取は決して悪いことではないのですが、サプリメント単体の飲用ではなかなか効果的な体質改善ということが難しいので良い結果が得られず、苦しんでいる人が多くいるようです。

食生活を改めるといってもなかなか素人にはできないことです。サプリメント摂取もいいのですが、私は有機的な栄養素を多く含んだ食物を摂ることが大事だと考えています。そうした中で紫イペは先ほどの栄養素を有機的に満遍なく含有していることから、高い効果を得る可能性が十分にあると思います。紫イペが持っている有機的なミネラル、ビタミンは吸収性に優れているということができるのです。

必須ミネラルは体内における含有量が極めて少量であるにもかかわらず、常にその多くが不足気味になっていることに気を付けなければなりません。

何遍も言うように、ミネラルというのは鉱物ですので、組織や器官との親和性が良くないことと、組織内に取り込まれたものも、時間が経ると体外に排出される一方、体内での再生産ができません。したがって微量で構わないけれども常に補給が必要になる栄養素なのです。

医者がすべてではない

こうした生活習慣から起こる病気は、現代人を悩ます主な病気となっています。現代病というのは、現代に特徴的な病気、現代に多く見られる病気という意味もありますが、逆に言えば現代の医学ではなかなか治癒が難しい病気だということでもあります。がんや心筋梗塞、脳卒中、あるいは糖尿病など、いわゆる現代病は現代医学によって完全なコントロールができるものではないことが、統計的にも極めて特徴的に証明されています。

たとえば、厚生省調べによると1970年の日本人の原因別10万対の死亡率（その年の各原因による死亡者数を全人口で割り、10万倍したもの。単位は人と考えても可）の第1位は脳血管疾患175・6、第2位が悪性新生物（がん）116・3であり、第3位に心疾患86・7となっています。同じように1980年では第1位脳血管疾患139・5、次いで第

2位の悪性新生物139・1、第3位に心疾患106・2となってがんが脳血管疾患に迫る勢いになってきています。

しかし、1990年になるとついに第1位はがんに置き換わり悪性新生物177・2、第2位は脳血管疾患と入れ替わった心疾患が134・8、第3位に脳血管疾患99・4となりました。

2000年は第1位悪性新生物235・2、第2位心疾患116・8、第3位脳血管疾患105・5。2010年第1位は悪性新生物279・7、第2位心疾患149・8、第3位脳血管疾患97・7。

2020年の第1位は悪性新生物306・6と驚異的な伸びを示して、第2位の心疾患は166・6、第3位の脳血管疾患107・3となっています。

ちなみに直近の2021年における全死亡者に見る死因の第1位はやはりがんによるもので死亡者数の26・5%に及び、心疾患は14・9%、脳血管疾患10・6%という政府の統計結果が発表されています。

この半世紀でがんの死亡者は倍増

この統計からもいろいろなことが分かってきます。その第一に挙げられるのは、やはり悪性新生物と呼ばれるがんが１９９０年代になって急速に死亡率を高めてきていることです。心疾患と脳血管疾患はいずれも血管の病気で、主として心筋梗塞や脳卒中ということなので発症する場所が違っているだけで、いずれも血管に障害が起きて発症する危険な病気というもの。この二つの病気の死者数を血流障害として合わせて考えるとよく特徴が分かると思います。

１９７０年と２０２０年の50年間のがんと血流障害の死者数を比べると血流障害の死者数はほぼ横ばいであるのに比べて、がんは約2・5倍になっていることが分かります。がんの怖さというものを改めて感じます。この半世紀における医療技術、医療機器の発展は目を見張るべきものがあるものの、それでもがんに対してはカバーしきれていないことを実感できます。

血流障害の死亡率が横ばいというのは、それこそ医学の進歩と救急医療システムの急速な進歩のお陰だと思います。

つまり脳卒中で倒れても、救急医療で一命をとりとめる可能性が高くなってきました。とくに心疾患よりも脳血管疾患のほうが救命率が高くなってきたことが分かります。

だからといって血流障害の状況が良くなっているかというと、実はそう楽観はできません。つまり脳卒中で倒れて一命を取り留めてもその後の後遺症やリハビリに苦しんでいる方々が逆に増えているという現状があります。

心疾患も動脈を広げるなどの手術を行うこともありますし、再発の危険性に常に注意をしていなければならず、血流を滞らせないために、血液をさらさらにする薬や定期的な検査などが必要になります。

よく考えればがんも血流障害も日本人の死亡率の最大の原因となっていることは確かで、さらに死亡には至らなくても、その後の手術やリハビリ、あるいは後遺症に悩む人たちが増加していることは明らかなことだと思います。

ちなみに現在の死亡原因の第4位は長期に亘って同じ死因が占めていまして、それは自殺を含めた不慮の事故という意外な結果となっています。やはり心の問題も無視することはできません。

自然治癒力を高めること

何遍も言いますが、もはや死亡原因はかつてのようにばい菌やウイルスによって引き起こされる病気なのではなくて、自分の生活習慣が作り出す生活習慣病によって自らの生命の危機を招く時代になっているのだということをいろいろな調査や研究報告が明らかに示しています。裏返して言えば、自分の生活習慣、特にここでは食習慣を中心について述べますが、この食生活を改善することでより健康な生涯を送ることができるということを言いたいのです。

食生活を改善することによって、さきほどから述べているように免疫力を高め、自然治癒力を高めることができます。自然治癒力を高めることによってがん細胞を増殖させず、活性酸素を無害化することが、がんや心筋梗塞を始め多くの病気の発症を防ぐ大きな武器になるということなのです。

本書の第1章の中で紹介したノーベル賞医学者の言葉で、

「医学的に説明できないことで病気が治癒していることがある。しかもそれは多くの病気についても言えるのだ」

というものがありましたが、これこそが高められた自然治癒力の力だと私は思います。

まず病院で検査を

私は、現代医療を否定したことはありません。体に不調を感じたときは病院へ行って診断をしてもらい治療することを勧めています。

医療は大切な私たちの健康を守ってくれているものだと思っています。何が医療のすごい所かというと、その科学的な技術力です。病院に行かれたら分かりますが、受付から支払いまで、現在の病院は全て最先端の機器で管理運営されています。もちろん言うまでもなく医療機器は恐らく世界的に見ても劣らないものだと思います。

ですから、私はいろいろ相談される方に、まず病院に行って検査をしてもらいなさいと助言をします。現在の医療機器はミリ単位のがん細胞まで確実に見つけ出してくれるＰＥＴやＭＲＩ、ＣＴなど映像による診断も非常に精密になって簡単に、しかも早く患部を映し出してくれます。そのほか様々な分析機器は精密なものが多くの病院に揃っています。検査をしていただくと、思ってもいなかった病巣を簡単に拾い出してくれるはずです。

あれこれ自分だけで悩んでいるよりも、まず病院に行ってハッキリとした結論を出していただくことがいいと思います。そして信頼できる医師の治療を受けることです。

問題はそれからのこと

実は問題は次のステップにあると、私は思っています。それは何かというと、仮に何か疾患が判明したとすると、医師は必ずこれを治そうとします。当たり前のことですね。具合が悪い患者を見つけて、そのまま放置する医師などいるはずがありませんが、できるだけ治療法について、よく医師と話し合うことが肝心だと私は思っているのです。

最近は病気や健康法についての書籍が多く発行されてベストセラーにもなっています。とくに年齢の高い人がいかに病院と付き合うかということを解説したものが人気のようです。そうした本は、そのまま若い人にも通用することでもありますが、特にどの著者も言っているのはやはり病院をどのように利用するかということにあります。

面白いと思ったのは、高齢になってがんと診断され、それから手術をして抗がん剤治療を、という苦しい治療を受けるよりも、ステージなど知らずに数年間楽しく暮らしたほうが、QOLを高く保って暮らせる年月が長いのではないか、というものでした。高齢者になるとがんの進行も遅いということもあります。

がんと宣告されただけでもショックで免疫力は急降下し、その上手術で体力を奪われ、さらに抗がん剤治療をすれば寿命を縮めていくようなものです。

少し乱暴な話みたいですが、しかし、そうした選択をしたいという高齢者は少なからずいるのではないでしょうか。まして紫イペのような抗がん作用を持つ健康食品を飲用することで、たとえ完治しない場合でも穏やかな生涯を送ることができるかもしれません。

科学的な薬品には必ず副作用があります。とくに抗がん剤は多くの強い薬品をカクテルのように組み合わせて投与しますので、副作用も予期できない激しい状態となる場合があって、効果の率もそれほど高くないと聞きます。

「先生が処方したものが悪いものであるはずがない」

と思うのが患者の心理ですし、もちろん必ず副作用が直ちに起こるわけではありませんが、そうした治療についての話し合いを医師とする患者はほとんどいないのが実情で、効果と副作用についてはもっと考えなくてはならないことではないでしょうか。

潔癖性も病気をつくる

本書の冒頭に書きましたが、このたびの新型コロナ騒ぎでみなさんが思ったことの一つに、日本人は政府のいうことをとても忠実に守る国民だということです。その代表的なことがマスクの着用や手の消毒です。アメリカやヨーロッパの国々が日本よりも感染者が多いのに、マスク着用の政府の勧告やら条例が出てもマスクを着用しない。それどころか反対運動まで起きています。

まあ、海外の国々の多くは、もともとマスクは重病人がするものという国民感情があるのでしょう。マスクに限らず日本人と海外の国々とは病気や医療に関する考え方が異なることが多いように思います。

たとえば良し悪しに限らず個人主義が強いところも影響しています。他人がマスクをしようとしまいと、自分はしたくないと思えば誰がどんなきつい目で見ようが、貫き通す。そんな性格がとくに西洋の人たちに強く感じられます。反対に日本人はマスクをしなくてもいいよと首相が言っても、世間の目が怖いからとほとんどの人が現在でもマスクを着用しています。

この辺が日本人的で、とにかくこうと決めたら、それをやり通さないと気が済まない。それどころか、自分だけでなく、周囲の人や地域の人、はては全国の人がそうしないと気持ちが落ち着かないという性格があります。

新型コロナはともかく日本人の潔癖症は健康に対しての考え方にも大きく影響していて、健康の基準というものを設定し、これを正常値として少しでも正常値を外れると健康ではないと考えるような国民性があるように思います。

健康診断などで少しでも標準数値から外れると何かしらの病気だと思ってしまいます。

病気だと思いこみがちな性格の人も多く、担当医が問題ないと言ってもMRIを撮ってくださいとかCTでもう一度確認してくださいなどとお願いする患者さんもいるとか。とにかく薬をと医師にせがむ方も多いと聞きます。

自分から病気を作ろうとする方が多いのも日本人の特徴でもあります。健康診断は国民の健康を維持するために必要なこととは思いますが、全国民すべてを同じ基準の血圧、同じ数値内のコレステロール、体重、BMI（体格指数）の標準数値の範囲に収めるようとするのは考えてみると少し神経質過ぎるように思いますし、こうして病人を作り出すシステムは大変お金のかかることではないでしょうか。

一泊二日の人間ドックを今年もやってきた、と言う方もたくさんいらっしゃいます。そしてかなりの方が、診断の結果多くの項目に要注意のチェックを入れられて、医者通いをされることになったと聞きます。悪いこととはもちろん思いませんが、前述のように病人つくりのような気がしないでもありません。ちなみに人間ドックというのは日本特有のもので、世界にはこうしたものがないと聞きます。このシステムも日本人の潔癖症がつくり出したように思います。

　ですから、これは私たちの健康に対する気持ちの問題になりますけれども、医療界で健康だとする各種の指数を平板に見るのではなく、これらの指数を目標として医師や管理栄養士、健康アドバイザーと相談しながら、食習慣を改善していくことのほうが、自分のためにもなるし、何よりもこれからの健康保険に掛ける税金を少なくすることにも大いに貢献することだろうと思います。

　生活全てに潔癖でいるわけにはいきません。これが過ぎると潔癖症という病気になってしまいます。大切なことは、どこに主として注意を払うかということを考え、それほど急を要さないで済むところは定期的なチェックで済ます。そうしたメリハリのある生活意識をつくっていくことが必要ではないでしょうか。

第5章

免疫は体を守る

免疫の仕組み

ここで自然治癒力の中心である免疫力というものを考えてみます。免疫は前述したように、自分の体を作る組織以外の、体内に侵入した異物を排除する役目をする細胞群から成り立っています。

もともと私たちが誕生するときに免疫細胞群を母乳から受け継いで、主として血液の中の白血球がその役目を受け持っているのです。白血球というのは、好中球、リンパ球、好酸球、好塩基球、単球などといった幾つかの戦う細胞たちからできているもので、その半数は好中球が占め、役割としては異物であるごみやほこり、カビや細菌などを見つけて処理をする役目を持っています。

免疫細胞の中でリンパ球というのが、実は非常に重要な役目を持つ免疫反応の中心的役目を果たすものたちです。役割の範囲は広く、細菌やばい菌、あるいはコロナ感染で話題になったウイルスなど病気の原因となるいわゆる外敵をいち早く見つけてこれを殺し、始末することはもちろん、自分でつくりだしたミスコピーによるエラー細胞やがん化した腫瘍を異物として始末し、排除するという強いバリア戦士です。

リンパ球の中には幾つかの種類があり、Ｔ細胞、Ｂ細胞、殺し屋細胞と言われるＮＫ細胞（ナチュラル・キラー細胞）などが常時体内に入る病原菌を見つけ出しては処理をしています。とくにがんについてよく語られるのがＮＫ細胞で、組織で活躍するというより、単独で体内を巡りながら異物やがんの芽を見つけ次第、必殺するという強力なハンターと言ってもいいでしょう。

このほか単球と呼ばれるものの中にマクロファージという大食細胞なるものがいて、その大食ぶりを発揮して異物やＮＫ細胞が殺したがんの芽などを根こそぎ食べてしまいます。

がんについて言うと、このＮＫ細胞やマクロファージの活躍によって私たちは非常に助かっています。全身の細胞の中から仮に10億個に１個の細胞がエラー細胞を作ったとしても、全身では６０００個のエラー細胞が毎日つくり出される計算になります。そのエラー細胞がさらに１つでもどこかの組織に根を下ろして増殖をし始めると、およそ10年〜15年すると検診で発見されるような10ミリ単位の大きさの腫瘍となり真性がんに成長します。

こうした信じられないような多くのがんの芽をＮＫ細胞やマクロファージを始めとした免疫細胞群が除去してくれることで、がんにならずにすんでいるわけです。

このほか獲得免疫といって、ＮＫ細胞やマクロファージが退治したウイルスやばい菌などの情報を集めてＢ細胞がこれに対抗できる抗体をつくりだし、再度の侵入・攻撃を阻止するような仕組みもあります。

ワクチンなどはこの獲得免疫の作用を利用したもので、弱体化したウイルスを人工的に体内に送り込み、新たに外部からウイルスやばい菌などが侵入した際に、この抗体を使って病気になることを防ぐことができるのです。

今回の新型コロナは予防接種でできた抗体の有効期間が短いことと、ウイルスが免疫をくぐり抜けようと少しずつ形を変えてきたために、これに対応する新たなワクチンを作らなければならず、したがって何回もワクチン接種を行うことになりました。

ウイルスも自己の存命を図るために、抗体の隙間をついて逃げ延びようと自ら進化（？）させているわけで、今回の新型コロナ騒ぎは免疫力とウイルスとの戦いと言うことができましたし、ウイルスの怖さというものを改めて認識させられました。

常に免疫力を高める

このように免疫と外敵とは私たちの意識の外で常に戦いが行われています。このため私たちが健康でいるためには、免疫力を一時でも弱めることができないのです。そして免疫力を高めておくことががん化を防ぐ事につながることが分かります。

免疫力の強化というのは単に機関銃から大砲やミサイルに変えるというような、簡単なものではなく、自然治癒力の一環として複雑に免疫機能を分担して活動しているそれぞれの免疫細胞すべてがより高度な働きができるように栄養、環境などを整えてあげる必要があるのです。

これにはやはり食習慣をより健康的なものにしていくことが大事です。食習慣でいうと豊富なビタミン、ミネラルを補給して、酵素の働きを活発化していくこと。さらにはストレスをなるべく溜めずに安定的な精神生活をすることで、恒常性に狂いを生じさせないことなどが挙げられます。

ストレスを溜め込む生活は免疫力に大きなダメージを与えます。前述しましたが、ストレスによってがん細胞を殺してくれるNK細胞が半減するという専門家による研究結果も出ています。

このNK細胞をはじめとするリンパ球が最も力を発揮するのは副交感神経が優位な時だと言われています。副交感神経というのは別名「夜の神経」と言われるように、穏やかでストレスのない環境における精神状態です。やがて睡眠にも向かおうかということで、不安や恐れとは対極の状態にあります。

もちろん血流もスムーズになり、血中の白血球も多くなって、リンパ球はだいたい1ミリ立方の中に2000個以上存在すると言われています。こうした状態の中では血行も良い状態になり心筋梗塞も脳卒中も発症しにくい状態になっています。

笑いの本家大阪人の寿命は？

もう一つ面白い調査結果があって、各都市の中で10万人対の死亡率が一番低かったのは男女とも長野県（２０１７年、厚労省調べ）、逆に高かったのは青森県でした。笑いの宝庫とも言うべき大阪は男女とも30番台、東京も全都道府県の中では真ん中辺に位置しています。

このことから逆に言うと長野県は男女とも平均寿命も長いということになりますが、やはり自然環境などといった心の影響がより深く関わっているようです。大都会という特別な社会環境においては都市全体がストレスを少なくする努力が大切で、そうすることで大都市人口平均寿命を延ばすことができるのではないかという気がします。

専門家の分析では、かつて男女とも長寿を誇っていた沖縄県がかなり順位を落としている理由について、いろいろな見方があるようですが、これも食習慣を始めとした生活習慣の変化に関係があるとされています。

というのも、かつて模範的と言われていた沖縄県での食生活は豚肉、海藻などを多く食べ、加工食品や化学調味料などを使った食材を使わない自然食を多食していたことが挙げられます。

さらに南国特有のおおらかな風土、隣人が寄り合うと踊りや地唄などが直ぐに始まり、笑いの多い生活が健康生活の面ではよかったとされていたのですが、近年になって、沖縄県にも都会の生活が徐々に浸透して、食生活も今まで県人は食べなかった調理法や食べ方による都市型の食事をするようになってきました。例えば豚肉はビタミンBを多く含み健康的な食材ですが、これまで沖縄の人たちは茹でて脂を抜いたソーキを食べていました。しかし、近年になってとんかつのような揚げ物を多食するようになって、肥満や糖尿病など都市型の病気が多く発症するようになりました。コンビニなどの普及で加工食品を多く使うようになったこと、さらには仕事環境も東京や大阪などと同じようになり、仕事上のストレスが多くなり、あるいは地域における人間関係も昔のようにはいかず、特に若い世代を中心に都会的な生活がますます浸透してきたことが長寿県の地位を下げた原因ではないかと言われています。

もし、これが理由の大きなものとすれば、やはり生活習慣の変化が沖縄県人の自然治癒力を大きく後退させてきたのだと思います。

もっと自然に密着した生活に戻り、笑いを多くした生活に戻ることができれば、自然が豊富な沖縄県は健康寿命を延ばす絶好の地であることは間違いありません。

自律神経のバランスを整える

なぜ笑いのない生活は免疫力を低下させるのでしょうか。笑いというのは心の中ではリラックスの象徴ですが、その対極にあるのは緊張や不安です。こうしたときに優位になるのが交感神経です。

交感神経は「昼間の神経」で常に周囲を気にしたり、時には興奮し怒りさえ覚えたりするときに優位になる神経です。ひどい時には筋肉が一時的に収縮して固くなり、このために血管は圧迫されて血流が滞ることもあります。さらには息を詰め、頭髪も毛穴を締めて、いわゆる怒髪天を衝くというようなこともあるでしょう。

こういう状態は何かに激高したり、喧嘩などで興奮したりした時に見られる状態ですので、常時あるわけではありませんが、この状況に近いものは仕事中の人間関係の悪化、あるいは人との会話で意見が違い論争になったときなど様々な時に経験することです。

血管の収縮によって血流が悪くなると、当然ながら免疫細胞群が少なくなり、こうした状態が多くなると病原菌の侵入を受けやすくなります。

交感神経優位の時はアドレナリンというホルモンがより多く副腎から分泌されます。アドレナリンは心拍数や血圧の上昇を促し、運動能力を高める働きをするために分泌されます。例えば何かの競技に参加して競うときはこのアドレナリンによって戦う意識を高揚させるホルモンです。戦いには必要なホルモンですが、同じような状況は運動と関係なくても職場や家庭、いろいろな人間関係など常に存在します。

一番いけないのはストレスによる緊張がアドレナリンの過剰分泌を常態化させることで、ある一定の量を超えると様々なストレス症状を発症する可能性が出てきます。

平常時には適度な分泌に抑えないと、高血圧、脳卒中、心筋梗塞などの持病を抱えている人には危険が伴うことがあります。

ですから、自然治癒力を構成する免疫力を高めておくためには、この交感神経と副交感神経を支配する自律神経のバランスを整えておくことが何より大切なことです。

紫イペで長寿

お分かりのように、ストレスは直接、間接に免疫細胞の活動を弱め、免疫力を弱めます。その結果、がんやその他の病気を阻止する可能性が低くなってきます。そこで、免疫力を活性化するのに必要と思われるのが、免疫細胞に必要な食習慣を身につけることになります。

活性化に必要な食の基本はミネラルやビタミンの摂取になります。かつての沖縄県人の長寿の大きな理由の一つは油分を抜いた豚肉に含まれるビタミンB群と昆布や海ぶどうなど海藻に含まれるミネラルを食事の中心に置いていたことだと私は考えます。自然治癒力が常に高く保たれたためにかつての沖縄県人は、がんや血流障害などが死因に結びつく病気にならなかったとされています。

こうした平均寿命のことを考えたときにも紫イペがバランス良く含むビタミンとミネラルが私たちの自然治癒力を高めることに役立つと思います。

現代に生きる

現代人が昔の生活に戻ることは不可能です。こんなにも電化製品が普及し、高層マンションが林立、交通網が網の目のように走り、世界で起きたいろいろなことがＴＶやウェブのきめ細かい画像で即座に見ることができる環境に私たちは生きています。

世界各地に行こうと思えば数時間という短い時間で行くことができます。こうした慣れ親しんだ生活を昔の生活に戻すことさえ、恐らくできないでしょう。

野山に生き、情報過多や密度の高い都会生活のストレスから解放され、人間関係に悩むこともなく生活できたら、どんなに長生きできるだろう、と思うことがあるかもしれませんが、よく考えるとそんな原始的な生活をしていたときよりも、逆に私たちは現在ずっと昔より長生きの人生を享受しています。

現在男性は８１・４７歳、女性は８７・５７歳の平均寿命（２０２１年、厚労省調べ）です。この半世紀で見ても男女ともおよそ30歳寿命が延びています。

この大幅な寿命の延びの原因は食事内容の変化、つまりは経済発展に伴う栄養状態の改善と目を見張るような医療技術の発展ということにつきます。

この数十年間、私たちの寿命は延びてきましたが、同時に私たちの生きる生活環境もまた驚くほどの変化を見せています。生活環境を変えた多くの理由は科学技術の発達によって生み出された生活用品、電化製品の発達です。

私たちがかつて不便と思うようなことがどんどん電化製品によって改良されてきました。移動手段についていえば、電車、地下鉄などの路線の拡大、車社会の普及、大型商業施設や鉄道の駅にはエスカレーターなどがあるのが当たり前、エレベーターが装備されていない集合住宅は消費者に見向きもされなくなりました。

家の中ではリモコンがほとんどの家電についていて、ソファーに座っているだけで、テレビをつけるのもお風呂を沸かすのも、あるいは部屋の電気をつけるのも動かずにできるようになりました。電話だって、かつては玄関先やリビングの隅に設置されて、わざわざそこに行って話しをしたものですが、いまでは各人がスマートフォンを持って、自分の部屋で好きなときに話しをすることができます。

掃除や洗濯といえば、主婦が額に汗しながらするものというイメージが私の年代にはまだ残っていますが、今では一人で部屋中のゴミを吸い取りながら、充電口まで自走して行って充電をするような掃除機が誕生していますし、洗濯機も洗濯物をいれれば、汚れ具合を自動で認識して洗剤の量や洗濯する時間を決め乾燥までしてくれます。もちろん、各家庭でいろいろ差があるとはいっても、こうした超便利な時代に現代人は暮らしています。

健全な遺伝子を伝えたい

こうした生活は振り返ってみると、僅かに数十年という短い年月に作り上げてきたものです。現代人がこの超便利社会を作り上げたと言うよりも、現代人はこの激しく変化していく環境に逆に適応するように生きてこざるをえなかったとさえ私は思います。それほど科学技術による商品開発のスピードが速くて、私たちはその後を追うかのように、便利生活に適応するように必死に生きてきた感があります。

つまり、それほど長距離を歩く必要がなくなった筋肉、力仕事が必要でなくなった筋力低下の男性たち、面倒な調理に頭を使わなくても、冷凍食品の普及でレンジでチンするだけで事足りるようになりつつある主婦。こうした生活が良いとか悪いとかでなく、そうした急激な生活の変化を生きる現代人にとって遺伝子に何らかの変化が起きているのではないかと思ってしまいます。

例えば入院をしたり、風邪で数日寝込んだりすると、その後回復してベッドを離れると足の筋肉が衰えて、フラフラすることがよくあります。足や手を骨折してギプスをすると、いざギブスから解放されたときの手足の細さを見てびっくりされたことがあると思います。

人間の筋肉は使わないとすぐに退化していくことがこうしたことからもよく分かります。こうした変化はすでに現代人の体に起きていて、すでに遺伝子情報にも組み込まれはじめているのではないでしょうか。

骨格のことなどはある程度見た目で分かることですけれども、同じことは脳内や内臓などにも起こっているのではないかと思います。

認知症などの予防に識者がよく言うのは、散歩をした後に頭の中に地図を描いてみなさい。あるいはカラオケをやって声を出したり、歌詞を覚えたりすること、麻雀などのゲームで頭を使うことが認知症予防にいいということで、健康麻雀が老若男女に大流行だと聞いています。すなわち、使われずにいると退化していく組織や器官を意識的に使ったり刺激したりすることで、退化しつつある現代人の機能を再び活性化し、子孫に残さなければならないと私たちは意識し始めているのです。

体の中身が退化している

こうした私たちの組織や器官の一部が現代を生きるために、あまり生活に必要でなくなり、その結果として折角ある機能を退化させてしまっていることに私たちはもう少し考えを及ぼす必要があると思います。

地球に生まれ、生きる生物は人間を始めとして、地球という自然界から離れることができないのです。400万年前に誕生した人間の子孫は地球の環境に合わせた遺伝子を作り上げ今日まで種を存続することができてきました。私たちが呼吸することも、二足歩行で地上を歩くことも、食べられる草木を収穫し動物を捕獲して食べることも、そうしたことを遺伝子に取り入れることで、生き続けることができたのです。例えば酸素を取り入れ二酸化炭素を排出する呼吸ができなければ、人間は死滅していたでしょう。いや人間という種さえ誕生できなかったわけです。

人間が必要とするビタミンやミネラルもこの人間が自然界で誕生し進化する過程で必要なものとして繰り込まれてきた栄養成分だったことを忘れてはいけません。

人間が現代の生活の中でつくりだしたコールドチェーンはとても便利で、すでにこれなくして現代の食生活は成り立たなくなってしまうほど、浸透してきました。したがって今、私たちの体の中では、冷凍食品による栄養成分でどのように自然治癒力を維持していくか、この適応能力をどのように遺伝子に組み込んでいくかというのを体験しながら模索しているのではないかと思います。

したがって、現代で治せない病気、つまり現代病というのはこうした人間の環境の変化に適応し、遺伝子情報を作り変えるための試行錯誤の一つの表れなのだと思います。

だからといって、今はこのまま見ていれば何とかなるというわけにはいかないのも事実です。

筋肉を動かさないと自然治癒力が低下する

もう一つ自然治癒力を低下させないために大切なことは、代謝を高めて体温をできるだけ下げないことです。私たちは電化生活に慣れてしまって、体を動かすことが以前より少なくなってきています。このことが私たちの平均体温を低くする原因にもなっています。

たとえば筋肉を動かしたり、ストレッチをしたりすると自律神経が整い、自律神経の乱れから起こる低体温を防ぐことができます。低体温がなぜいけないかというと、体温が低いと免疫の活動を弱め、血流障害や神経系、ホルモン分泌などの働きが弱ることで様々な病気を引き起こす大きな要因となるからです。

たとえばがんなども低体温で発症しやすいという研究がありますし、治療法にも温熱療法というものが実際行われています。

免疫細胞が一番活発になるのが37度~38度だとされ、風邪などを始め病気になった時に熱が出る理由の一つは免疫力の働きを最大にするためだとされています。

熱は一体どのように作られるかというと、体内の筋肉を動かすことによります。よく冬に木枯しなどに当ると寒くてブルブルと震えますが、あれは体内の筋肉が震えることによって、体温を高める熱を産生しているからです。

私たちが適度の運動を必要とするのはダイエットや血流の促進ということばかりでなく、筋肉を動かし基礎代謝を上げることにより、低体温症を防ぎ自律神経を整え、免疫力を強化して自然治癒力を高めることにもあるのです。

第6章

日本のがん治療の実際

がんは自分で作り出す病気

前述したように、現在の日本人の死因の上位を占めるのは悪性新生物、心疾患、脳血管疾患の三大疾病です。あるいはがんと血流障害の二大疾病と言ってもいいかもしれません。これらは最近になって摂取する栄養素の偏りが酷くなっているために、引き起こされるとの研究報告を耳にすることが多くなりました。

これほど医学が発達して優秀な医師と検査技術と医療器具などが揃っているのに、この二大疾病による死亡率が低下しないのはなぜだろうかという疑問がおきるのは当然のことです。がんの早期発見は必ずしもがんの早期撲滅には今のところなってはいないのが現実です。つまり、現代医学は現代病克服には絶対に必要ですが、しかしそれが今のところ絶対となってはいない。そのことが現代の医学を語るときに問題となるのではないでしょうか。

つまり、医師だけに頼るのではなく、自分たちにも責任があるということを自覚する必要があると考えます。がんや血流障害は何度も言うように外敵によって引き起こされる病気ではなく、自分が作り出す病気であるということをもう一度考えると答えのヒントがあると思います。

がんもどきと真性がん

最近亡くなった近藤誠先生はがん専門医の第一線で活躍した慶応大学医学部放射線科の先生でしたが、がんには本物のがんとにせもののがん、いわゆる「がんもどき」があると言われました。「がんもどき」というのはどうも素人には分かりにくいのですが、分かりやすく言うと、「がんもどき」は放っておいても治ってしまうか、あるいは進行しない腫瘍だそうです。進行しなければ痛い思いをして手術で切除したり、抗がん剤治療などしたりしなくてもいいのです。その近藤先生の理論について、医学会の考えがハッキリとしません。

一方の真性がんは、発見時はすでに全身を検査しても見つからないような小さな悪性のがん細胞が体内に散らばっている状態で、その一つでも根付いて増殖すると転移ということになり、モグラ叩きのようなことになって、根治するのが難しい状態だそうです。

したがって真性がんの場合は何度も手術をするよりも痛みなどの異常を感じてから治療を受ければいいというのが近藤先生の発言でした。つまり真性がんは治らないという考えです。がんが見つかればとにかく早期に手術と思っていた人びとには本当に驚かされた発言でした。

がんの死亡率は減少していない

最近は行政の指導で早期発見を目指すがん検診の広まりや検査技術の発達によって、がん患者の発見数が多くなったことが上げられます。かつてがんは死病と言われて、死に直結するもののように思われていました。

ところががん患者の早期発見が多くなるにつれて、医療の発達によって延命率が上がってきたことや、かつて近藤誠先生の言われたがんもどき（悪性ではない腫瘍）の発見も多くなって、医療によってがんの進行を止められたと思う患者さんも多くなっています。そのことが、がんという病気がかつての死病というイメージから共に生きる、共生できる病気になってきたと多くの方が思うようになってきた一つの理由のようにも思います。

しかし統計的に見るとがんの死亡率は劇的に低下するということにはなっておらず、死亡者数は前にも述べたように、この半世紀で倍増しています。この矛盾（?）を実際のところ、どう考えたらいいのか分からないとしか言えません。

平成19年の年間死亡者数はおよそ110万人です。がん死亡者は男女合わせて33万人です。このことから、3人に1人はがんによって亡くなられていたことが分かりますが、2020年には37万人ががんで亡くなられていて死亡者全体の27・6%でした。

死亡率はだいたい全死亡者の3割という数字はこの数十年間、ほとんど変わっていません。ここ数十年に亘って政府は様々な長期がん撲滅政策をたて、たくさんの予算を投入し、優秀な医師がこれに加わってきましたが、なかなか目立ってがんの死亡率を低下させることができていません。

転移するがんを見つけるのは難しい

医療現場の方々が日夜懸命にがん撲滅に取り組んでおられることは明らかなことです。それなのになぜがんは治らないのでしょうか。

最大の原因は何度もお話ししたように、がんが外敵と言われるウイルスやばい菌などが原因ではないということです。そうした外敵ならば、これに対抗する薬剤を医療科学はこの数十年の間に発見できたに違いありません。まして日本だけではなく、世界の科学者ががん対策に取り組んでいるのですから、何か解決策が見つかるに違いないのです。

それができないのは、がんは人間そのものが生活習慣によって作り出す病気だからだと思います。それも人体を構成する最小の単位である細胞の誤作動が作り出す悪性の新生物が成長してできる病気だからです。

60兆個の細胞のどの細胞が誤作動をするのか予測することは困難です。とすれば、誤作動して作り出した新生悪性物を見つけ出して、組織に根付く前にこれを抹殺しなくてはならないわけです。

これを検査で見つけることは困難で、せめて組織に根付いてある程度の増殖をし、10ミリ程度の腫瘍になればＭＲＩで見つけることができるでしょう。しかし、10ミリの悪性腫瘍の中にはおよそ10億前後のがん細胞がいると言われています。さらに１kgの腫瘍（約10センチの大きさ）となると、およそ1兆個のがん細胞ということですから腫瘍を発見した時には、すでにこの中のかなりのがん細胞は本体の腫瘍から離れて血中に入り、新たな組織に根付いている可能性が高いと思われるのです。いわゆる転移というものですね。

いずれにしても、現在の医学が悪性腫瘍を見つけることができる大きさでは、転移を未然に見つける予防処置を期待することは難しいと考えます。

とすれば残る解決策としては、誤作動を起こす細胞をできるだけ少なくすること。さらには誤作動を起こして作り出した悪性細胞、つまりがんの芽がフラフラと体内の落ち着く場所を探している間にこれを見つけて素早く処分する免疫細胞を活性化させることではないでしょうか。それには紫イペは有効です。

事実私たちの体のどこかで、どなたでも毎日3000個〜6000個のがんの芽がつくられているわけですから、このがんの芽が育つことなく真性がんにならずに済むようにするのは免疫細胞、とくにNK細胞やマクロファージの活躍が鍵になっているのです。

日本のがん治療の問題点

がん治療の問題点の一つは免疫力を下げる治療をしているということです。免疫力が下がると喜ぶのはがんです。抗がん剤を使う医療は正常な肉体を傷付け、精神的に心を傷付ける治療だと思います。現代のがん治療は「定食治療」と呼ばれています。

例えば胃がんの治療は胃がんの定食治療。発見された時、胃がんが小さければ手術をして抗がん剤治療をします。胃がんが大きい場合は抗がん剤で腫瘍を小さくしてから手術、というように治療法が決まっているので、定食治療と言われているのです。

問題はそこで使われる抗がん剤です。一説によると抗がん剤は約二割の患者に効くが八割の患者には効果がないと言われています。

もう一つ転移・再発の問題があります。

ある医大の肝臓がん専門の教授から

「大きな声では言えないが、抗がん剤は発がん物質だ」

と聞いたことがありショックを受けました。なぜがんは転移・再発するのだろうと思っていましたので、その事実を知って納得もしました。

がんが治らなかったのは、抗がん剤が発がん物質だったからです。初期がんだったら、手術と抗がん剤で治ります。しかし、数年後再発します。その再発がんも手術と抗がん剤で治すことができます。しかし、その数年後、再再発します。そうなると、もう手術もできず抗がん剤治療もできず、医師から余命宣告です。

日本のがん死亡者がなぜ増えるのか、その答えが分かりました。抗がん剤が問題だったのです。

抗がん剤と転移・再発がん

人体に抗がん剤を投与するとがん細胞を攻撃しますが、同時に正常細胞を攻撃し続けてしまいます。攻撃された正常細胞は、遺伝子が傷つき突然変異を起こしがん細胞化します。そして、ある一定の条件が揃えば、増殖してがんになります。

紫イペには、傷ついた正常細胞に直接働きかけ修復する働きがあります。さらにがん細胞が栄養を得るために作る新生血管を作らせないなどの働きによって、変異してがん化した細胞を消滅させる働きがあります。こうして転移・再発を防ぐのです。

医師は経験則でこの患者のがんにはA抗がん剤とB抗がん剤が効果があるだろうと思い、二、三種類の抗がん剤を混合して患者に投与します。効かない抗がん剤を投与された患者は大変です。効果が表れないだけでなく、正常細胞のダメージと免疫力の低下というダブルパンチを受けてしまいます。免疫力が低下して喜ぶのはがんだけということになります。

もし、数か所に別の転移がんがあれば増殖しますし、複数の転移がんや再発がんが存在すれば、重大な事になります。

抗がん剤は一種類ではなく、前述したように発がんの部位やがんの種類によって、幾つかの抗がん剤をカクテルして用います。しかし、体にはきつい薬剤を複数混ぜるので、全部のがんに効くように多種類の抗がん剤を混合して使用することはできません。つまり、胃がんと肝臓がんを同時に抗がん剤治療することはできないのです。

転移・再発がなければ、がんは怖くない

国の研究機関の発表によると、ほとんどの初期がん（1期）は5年生存率が80％以上だとされています。その発表によればがんが初めに発生した場所から広がっていない場合では、多くのがんにおいて80％近い患者さんががんと診断された後5年経っても生存しているという結果が示されました。ところががんが周囲の臓器やリンパ節に広がったり（領域転移）、遠隔の臓器に広がったり（遠隔転移）、あるいは再発をするにつれて5年生存率が下がるとされています。

つまり転移や再発がなければ、がんは怖い病気ではないということを、この発表では示しています。

それでは、どうすれば、転移、再発を防ぐことができるのでしょうか。がん治療では診断されると、初期がんのほとんどが抗がん剤治療になりますが、この抗がん剤治療が正常な細胞を傷付けて転移や再発の原因となる可能性が高いのです。

しかし、外科治療、放射線治療のがん三大治療の中でも、抗がん剤治療は最も多くがん治療に使われるものです。使わざるを得ない抗がん剤治療であれば、その治療法によって生ずる体の負担や副作用を軽減させるために紫イペが有効と言えます。

第7章

天風先生の絶対積極

天風哲学で難病に克つ

ここでは少し話題を変えて、病気、とくにがんと心の問題について考えたいと思います。恒常性、ホメオスタシスを支える3本の柱で言えば、神経系の話となります。心は人間の体調、行動を左右する根本のものです。心のあり方によって病気を克服することも大いにあり得ると私は考えています。

私は中村天風先生の弟子ではなく、また直接お会いしたこともないのですが、天風先生の哲学ともいうべき考え方と自分の運命を切り開く行動学に感銘を受けている者の一人です。

先生については以前に拙著の中で何回か紹介したことがありますが、先生の哲学が「心」の持ち方ということに大変鋭い目を向けられていて、この心の持ち方が健康と大きく関わりがあることを教えています。

病気を治すことに天風哲学の心の持ち方は大変参考になります。私なりの解釈になりますがお伝えしたいと思います。

天風先生が生まれたのは１８７６年で明治９年になります。出生地は東京の北区ですが父、中村祐興は九州柳川藩士でしたが維新後に明治政府に出仕し、王子にあった紙幣用紙の製紙工場長になりました。その祐興の三男として生まれたのが中村三郎、後の天風さんとなる人です。13歳の時、小学校卒業と同時に九州福岡の父の知人に預けられることになります。ずいぶんな腕白だったようです。

そして当地では有名校である修猷館（しゅうゆうかん）という中学に入ります。この頃から柔道に明け暮れて腕を上げて大変強くなりました。腕白にも磨きがかかったようです。

しかし、ここで大変な事件が起きます。自分が所属する修猷館と地元の有名校である済々黌（せいせいこう）との柔道他流試合を行って圧勝するのですが、相手側からの恨みをかって復讐戦を申し込まれます。しかし、復讐戦とは名ばかりのもみ合いとなりました。そして相手の一人が持っていた包丁がもみ合いのはずみで相手の腹部に刺さり、出血多量で死なせてしまいます。

相手側の卑怯な行為が分かって警察からはお咎めなしということになったものの修猷館を退学となって、福岡の壮士の集団である玄洋社に預けられました。そしてここで、天風さんが終生の師と仰ぐ頭山満と出会うことになります。

そこで天風さんは軍事探偵となって中国に渡ることになりますが、2年後の明治27年には日清戦争が始まります。明治35年には陸軍の軍事探偵となって満州を中心に諜報活動を行いめざましい活躍をしたと伝えられています。

やがて日露戦争が始まり、開戦後も引き続いてこの諜報活動を行っているさなかに、ロシアのコサック兵に捕まってしまいます。

そして死刑の判決を受けて刑場に立たされ、死刑執行役の射撃手がまさに天風さんに向かって引き金を引こうとした瞬間に、刑場の外から手榴弾が投げ込まれ爆発が起こりました。逃げおおせていた（天風さんの）部下たちが、間一髪間に合って駆けつけた刑場に手榴弾を投げたのです。お陰で天風さんはその混乱に乗じて刑場から逃げることができ、九死に一生を得たという奇跡のような話が伝わっています。

それからも多くの危険をかいくぐります。そして日露戦争に日本が勝利して帰国することになったのですが、実はその後も多くの困難が天風さんを待ち受けていたのです。

病気と闘う天風さん

帰国した天風さんを待ち受けていたのは病魔との闘いでした。当時死の病と言われていた奔馬性結核に冒されてもはや生命の存続も危ういということになったのです。

天風さんは非常に精神力の強い人でしたから、何とかこの病から解放されるように、いろいろな医学書を読みあさってみたそうですが、残念ながら解決策は見出せませんでした。

しかし、この時天風さんの心を捉えたのはアメリカの哲学者が書いた文章で、

「世の多くの人は自分の強さを考えずに、弱さで自分を計ろうとする。これは不幸なことだ」

というものでした。

この哲学者はアメリカのS・マーデン博士という人で、この言葉に触発された天風さんは、一縷の望みを抱いてマーデン博士の教えを得ようとアメリカに渡ります。

結果として天風さんの望んだことは得られませんでした。しかしコロンビア大学で医学を学び、さらにヨーロッパに渡って様々なものを学びましたが、天風さんの病魔を治す解決策

を得ることができずに2年後に帰国をする決意をします。

その頃、結核はさらに悪化していました。ヨーロッパ最後の港、フランスのマルセーユ港から日本に向けて出港します。スエズ運河が事故で通過できず、エジプトのレストランで食事をしていた時、あるインド人と知り合い、誘われてヒマラヤへ向かいました。

そしてこのヒマラヤに導いた人こそが、天風さんのその後の人生を導いたカリアッパ師だったのです。運が強いというのはこういうものかと、この話を書きながら私は思います。

絶望感を抱く人は多くいますが、策がなくなったと自分で決めることはなく、求める心があれば必ず道は開ける。天風哲学はまさにここから始まっていました。

カリアッパ師の教え

天風さんをヒマラヤに連れて行ったのは、カリアッパ師というヨガの聖者だったのです。師は天風さんをヒマラヤ山脈の麓の村に連れて行きました。そして禅のような問答を繰り返しながら、ヨガの修行を3年間も続けたとされています。あの喀血をするまでになった結核の病状はどうなったのでしょうか。

結論を言うと、天風さんの病気は3年の厳しい修行に耐えながら改善に向かっていき、やがて全快となりました。

この体験が天風さんにとって大きな転機になったことはもちろんのことです。カリアッパ師の教えを基にやがて天風哲学へと発展していきます。

戦後、辻説法のような形で街角に立って自ら培った天風哲学を説教してまわりました。もちろん最初は誰も耳を貸そうとしなかったと思いますが、人びとは段々と先生の哲学に心をうたれるようになり、やがては皇室、軍人、経済界、政界、医師や思想家、スポーツ界など幅広い人々に支持されるようになったのです。たとえば元首相の原敬、東郷平八郎を始め、そうそうたる人物が天風先生の教えを受けていますが、戦後になって松下電産の創始者である松下幸之助さんや京セラの稲盛和夫さんも天風さんの考えに共鳴されたと聞きます。

稲盛さんは2009年に経営悪化した日本航空に乞われて再建の陣頭指揮をとり、わずか6年で見事にV字回復させたことはよく知られています。この経営再建の基本には社員の意識改革があったとされ、天風哲学が用いられたとも言われています。そのほか著名な人々の名前は書き出せばきりがありません。

私は直接天風さんと接して教えを受けたわけではありませんが、天風さんの教えは健康についても深い教訓を秘めており共感しています。ぜひ健康な人生を目指す人々にも伝えていきたいものだと思っています。

絶対積極の心

私はかつて『絶対積極精神で難病に克つ！』（白誠書房刊）という本を書きましたが、この本の基本に流れているのは天風さんの言う「絶対積極」の心というものです。

絶対積極というのは耳慣れない言葉ですが、私たちが表面的に持つ積極的な心ではなく、心の底に持つ積極の心を言います。

天風さんの考えを簡単に説明することは至難の技ですけれども、この絶対積極の心を実践するだけでも深い共鳴を得られるものだと思います。これは先生の健康法や人生哲学の基本になっているものだと思いますし、みなさんががんやその他の重い病気を患っておられて日々鬱々と過ごしておられるとすれば、まさに病気とは何か、これにどう向き合っていけばいいのかということについて、大きなヒントを得られると思うのです。

病気は気持ちの持ちようということを表す「病は気から」という言葉があります。天風先生はその「気」というものを健康の基本においています。

「人間の心でつくる思考というものは、人生の一切をつくる」

と先生は言います。

体は病んでも心まで病むな

天風先生がヒマラヤの麓で最初に教えられたのが、「体は病んでも心まで病むな」ということでした。そのとき天風先生は非常に重い病気の身でした。カリアッパ師は、

「病気で苦しいと思うのも、辛いと思うのも、すべておまえが生きているからそう思うのだ。その生きているということを思えば、自分は幸せ者だと思え」

こう天風先生に言い放ちました。

そう言われてさすがに天風先生も最初は理解することができず、その上腹立たしくも思ったそうです。さらにカリアッパ師は、

「体は病んでも心まで病むな」

と諭したのです。

天風先生は最初の頃は素直に得心できませんでしたが、この言葉を繰り返しているうちに、

「そうか、自分は病気を自覚することばかりに思いがいってしまう。病気があることによって心も病むようになっているのだ」

ということに気がつきます。

逆に心を明るく健やかにすれば体も健やかになるのではないかと気がついた天風先生は、毎日心を前向きに明るくするように努め、やがて体が軽くなり病気も快癒したということだったのです。

肉体は「気」が動かす

「気」と簡単に言いますが、

「よし、今日から気合いを入れて頑張ろう」

とか、

「気持ちをしっかり持って前向きに考えよう」

と考えるのはここで言う「気」ではありません。それは表面的に意識する「気」であって、仮に頑張ろうと思うのは悪いことではありませんが、意識して頑張ろうとするのは一時的なもので、時が経てばまた元の自分に返るのです。ここではそうした意識で変わる「気」というものより、さらに深い所にある魂とか霊魂に近い意識を指しています。


少し宗教的な感じがしてきたようですが、天風哲学は私たちが神や仏に祈るのは、自分の幸せを得ることが究極の目的だとし、宗教とは根本的に異なるところから始まります。神や仏ではなく、まず私たちはすべて自然界（宇宙）とつながっていて、宇宙からエネルギーを得ていると考えます。そのつながり、つまり見えないが私たちを取り巻くネットワークを動かすのが霊という宇宙エネルギーだと言うのです。

難しい話になりましたが、何を言っているかというと、体は自然界、つまり宇宙が作り出したエネルギーを受け止めて存在するものであり、体というものを動かすものは霊であり心というものと考えればいいのです。

その心を常に積極的にしていれば、何も「積極的にやろう」とその場、その場で考えずとも、心の奥底にある積極の心が体を積極的に動くようにするのです。

消極的な心は自然に人間を消極的な動きに導きます。

人間は苦しむために生きているのではない

考えてみると私たちの体は60兆個の細胞で成り立っています。宇宙の星が正確にいくつあるのか分かりませんが、恐らく膨大な数の星で構成されていると思います。まるでそれらの星が広大な空間にばら撒かれたように存在し、それぞれが独自に自分勝手に存在しているようにさえ見えます。

しかし、この膨大な星空は、その一つひとつの星が宇宙の見えない法則によって動いているのです。この地球でさえ膨大な数の星たちと無関係ではありません。

これが霊と同じ宇宙エネルギーであり、人間の体も宇宙の星たちと同じような霊というエネルギーによって結びつき、営んでいるというのが天風先生の基本的な考え方です。

もっと言えば心は宇宙の法則、つまり宇宙エネルギーを自分の生命の中に取り入れるパイプなのだと言います。したがって、マイナスの「気」を持つ人はマイナスのエネルギーを多く取り入れることになりますし、プラスの「気」を取り入れる心は潜在的に積極的な心を持つことができる。積極的な心を持つのと消極的な心を持つのとでは、人生に大きな違いが生じてくることになります。

天風先生が言うのは、表面的に積極性を作ろうとするのではなく、常に意識して積極的な心を持つこと、これが潜在的にある積極心となって初めて健康な心を持つことができます。積極的な心と消極的な心は両立しません。消極的な心を積極的な心に意識して置き換えることが必要です。

人間はこの世に苦しみを持つために生まれてきたのか？　否、所詮人生は心のあり方で幸福にもなり、不幸にもなる。このことが分かれば、誰でも健康で幸せな人生を享受することができるようになります。

動揺しない心

天風先生の絶対積極の心、簡単そうですが凡人にはなかなかできないように思えます。しかし、心が折れそうになったとき、この絶対積極の心を念じていることで、やがて自然にそうした心が潜在意識に定着してくると私は思います。この積極的な心は私が言う病からの解放に大いに役立ちます。

私、よく人を見ていて、

「ああこの人は将来がんになるな」

と思うことがあります。

そういう人は常に消極的に物事を見、考えている人です。

そうした環境に置かれていると体内では免疫細胞は減少し、免疫力は恒常的に低下しており、がんの芽などを殺すことができず見過ごす可能性は十分にあります。そしてがんになるのです。

救助活動で末期がんを忘れる

少し昔のことになりますが、新聞で「なんちゃっておじさん」という囲み記事が載ったことがあります。その内容は、通勤電車の中で独り言をつぶやく働き盛りの人が多くなったというものでした。しかもその内容は一人芝居のように、

「そんなこと言ったたって…」

「なんちゃって、どうするんだよ…」

そんな言葉を車内であることを忘れて、声を出して上司などと一人芝居でやりとりしているのだそうです。そう言われてみるとそんな光景を見たことがあるように思います。

きっと職場でつらいやりとりがあって、思うことをその場で言えずに、電車の中で思い出しては一人芝居で再現していたのでしょう。

これも一種のストレス解消法かもしれませんが、恐らく解消ではあっても解放にはならずに、ストレスは心の中に溜まる一方だったのではないでしょうか。こういう人こそ絶対積極

の心を持てればいいのにと思います。

ある雑誌の記事で紹介された宮城県のご婦人の体験例です。全身にがんが転移して末期の状態になりました。「どうしよう…」と悩んでいた時に、あの東日本大震災が発生し、宮城県の方ですからもちろん被災されました。幸いご自身は被災の程度が軽度でしたが周囲は大変なことになっていました。考える暇もなく被災している方たちを救おうと懸命な救助活動をされたそうです。この間は自分の病気のことなどすっかり忘れておりました。

半年ほど我を忘れた救助活動に没頭していたそうですが、少し災害も治まってきて、ホッと一息ついたところで自分の病気のことを思い出しました。

急いで病院に行き検査をしてもらうと、全身に転移していたがんが消えていたそうです。不思議な話ですが、このように末期がんと言われて医師からも半ば見放された患者さんが、生還した事例は多くはありませんが、現実にはあるのです。

この例はもちろんすべての人に適用できるものではないと私も思いますが、その底にあるものは絶対積極の心だと思います。がんということを忘れ、自分が生かされ、その生かされた自分を他の人のために活かそうとする心が、本人の自然治癒力を高め、心の力を証明する事例です。それがこうした奇跡的な結果として表れたのです。

潜在意識と実在意識

私たちが日常感じる意識というのは何かということになりますが、これは生まれた時から持っている意識と生まれてから経験によって育てられる意識と、この二つの意識が相互作用によって表れるものです。

前者は天風先生の言う潜在意識であり、後者は実在意識です。潜在意識は、たとえば赤ちゃんが生まれたときから持っている意識であり、この持って生まれた潜在意識は随意の組織ばかりでなく心臓や呼吸、さらには胃や腸を動かし、さらには細胞の働きさえも支配しているとされます。

手足を動かすとか言葉を話すなどは実在意識によるものですが、先ほどのなんちゃっておじさんの例にある通り、ときに実在意識の隙間から潜在意識による肉体の動きが表れることがあるのです。

このことをよく考えると、潜在意識は細胞をつくり、組織、器官をつくります。人間の細胞は部位によりますが、大体200日、小腸などでは10日前後の短い期間で細胞が分裂再生します。

少なくとも1年に一度は新たな細胞、組織、器官を再生します。つまり潜在意識を積極的なものにすれば、積極的な細胞、組織、器官を作り出すことができるということになります。絶対積極の心を持つことによって、新たな確固たる肉体が生まれる可能性が大きいという理屈になります。

天風哲学の実践

天風先生は若い時に死の病といわれた重い結核に罹りましたが、先生のすごいところは絶対に諦めなかったことです。そして現代医療でない方法で病を克服しました。

がんと宣告された時も大事なことは諦めずに先生のように治すことです。その方法は難しくありません。

「がんは治る病気だ」

と心から信じることです。そしてそれを確かなものにするのが天風哲学の実践です。心から信じる方法として、「紙」に目標を書いて朝晩音読することです。その目標を潜在意識に刻み込むのです。

「私のがんは、日々小さくなっている。何月何日には私のがんは治っている。何月何日には、家族で3泊4日の九州旅行に行く」

など綿密な目標を作ってください。実現は無理だろう、無駄な想像だと思わずに紙に書き、そして、それを朝晩音読するのです。多くの偉人は、そうして夢（目標）を実現してきたのです。

肝心なことは、心の中にがんは治らない、というマイナスの気持ちを絶対に入れないことです。なかなか難しいことではありますが、そんな時、天風先生は手鏡用法を勧めています。それは、目標を紙に書いて朝晩手鏡を見ながら目標を声に出して読むのです。この方法は効果がありますので実践することを勧めます。そして、いつも心の中は、自分のがんは日々治っているという思いで一杯にするのです。

朝晩に音読することは、アメリカの成功哲学の第一人者として有名なナポレオン・ヒル博士が、その著書の中で潜在意識の活用として勧めています。

大谷翔平選手も天風哲学を実践

先頃のＷＢＣで大活躍し、今や日本だけでなく世界から注目されている大谷翔平選手は、高校時代に天風先生の本を表紙が破れるほど愛読し、自分自身の人生設計を詳細に紙に書いています。もちろん野球が中心ですが、そればかりでなく人生全体についても、具体的に年齢をあげその年にどんなことをするか綿密な目標を設定しました。もちろんプロ引退後にどのような道を進むかも記しているそうです。

高校時代にそうした人生設計ができたことも驚きですが、現在までそれを次々に実現していることも多くの識者やファンを驚かせています。たとえば投打の二刀流選手としてプロとなり、ＷＢＣで優勝する。そのほか米大リーグでの活躍などは、もちろん彼が確固たる目標として紙に書いていたことです。

彼が若い時期に天風先生の本を読み、そこから学んだ人生哲学、成功哲学の基本はやはり絶対積極の心で、その心がほぼ現在に至るまでのすべての目標を達成させたに違いありません。人生の目標とそれを達成するための具体的な手段などを曼荼羅図表に明確に書き残したものは繰り返し映像で報道されています。

野球界では「そんなことできるわけない」と言われた二刀流としてのプロ契約も、彼にとっては「できるかも…」という消極的な心ではなく「やれる！」という絶対積極の心で勝ち取ったものだったのです。さらにWBCでの優勝も大谷選手の人生の通過点にハッキリ描かれていたものです。

まさに天風哲学の実践者として大谷選手を挙げることができるように思います。彼はもはや日本のいち野球人ではなく、成功哲学の実践者として世界の人びとから注目されるばかりか、尊敬さえ得ていると言っていいでしょう。

「やってみようか」ではなく「やる」、その心が絶対積極の極意であり、そうした生き方をする人は自分で意識せずとも、進化と向上の生き方に自然と順応するのです。

がんに関しても「治ると思う」ではなく「治す」という絶対積極の心が求められています。

第8章

統合医療の必要性

改めて見直したい自然治癒力の重要性

私は自然治癒力の必要性をずっと考えてきました。自然治癒力と現代医学はどうあるべきなのだろうか。現代医学の本筋は人が持つ自然治癒力をうまく引き出してあげることなのではないかと私は思うのです。

現代医学は絶対に必要です。これは疑いのない事実でもあります。近代医学はかつて不治の病と言われてきた多くの頑迷な病気をこの世から絶滅させてきました。私たちは具合が悪ければ病院に行きます。怪我をすれば手術を受けます。こうした高度の医療技術によって安心な生活を享受しているのです。

しかしこの十数年の間に、日本はすっかり超高齢社会となり、社会と病気のあり方に変化が出てきたのも事実のように思います。

現代の医学ではまだ完治させることのできない病気が存在する。これこそ現代医学の悩みだと言えます。

病気は正しい生活を阻もうとしているのか

現代病は私たちが健康に生きようとしていることを阻止しようとしているのか。つまり現代病は悪の象徴なのでしょうか。

私はかつて自分の著書の中で、

「がんになって良かったと思え」

と書いたことがあります。

少し古い話ですが私もかつてがんになったことがあります。私が55歳の時です。歯茎に異常を覚えたので診察をしてもらうと上顎扁平上皮がんと診断されました。

「紫イペががんに効く」

と言って多くのがんの方に販売していましたが、

「自分ががんになったら、紫イペでがんを治さないと詐欺師になってしまう」

真剣にそう思い会社に帰り、紫イペをパウダー状にしたものを口に入れ患部に塗りつけました。上顎にできたがんですから、手鏡で見ることができます。見てみると歯茎が赤黒く不気味な色に変色していました。以後、四六時中紫イペを患部に塗りたくっていましたので、口内はお歯黒のように真っ黒でした。

日中は仕事もあり気は紛れて、がんのことを消極的に考えることも少ないのですが、夜中に目覚めた時などは、どうしてもマイナスの考えをしてしまいます。そういう考えになった時はできるだけ明るい事を考えるように気持ちを置き換えました。強制的にそうするのです。

そんな毎日を過ごし1か月くらい経ったころ診察してもらうと患部が少し小さくなっていると言うのです。さっそく手鏡で患部を見てみると、赤黒い部分が小さくなっているのです。

「よし、これで治る」

と自信を持って紫イペを患部に塗りつける毎日でした。

3か月経つと赤黒い色からピンク色の歯茎になっていました。それから20年以上経ちましたが、再発はありません。

そういう経験から、紫イペの効果を実感することになったわけですが、同時に、

「これはがんが私に何か伝えようとしているのではないか？」

と思ったのです。

がんは薬だけで治るものではない。あるいは交通事故で怪我をした時のように手術だけで解決するものでもなく、まして抗がん剤投与や放射線治療などで解決するような病ではない、と感じたのです。

それは血流障害も同じことです。こうした現代病に、進歩した医療技術、検査技術は最も必要なものです。なぜなら自分の体がどのように冒されているのか、どこに不都合なことが起こっているのか、ということを知ることができるのは現代医療技術、医療機器が非常に優れた働きをするからです。

しかし、これに加えて患者自身の心の持ち方、生活習慣の改善というものがなければ、現代病の発症予防、そして治療と根絶にはならないのではないかということに思い至りました。つまりがんが発症したことは、私の生活習慣にどこか不備があったことを伝えてくれていたということでもあります。

私はそれから治療に加えて、食生活の改善ということを真剣に考えるようになり、私の肉体というものは、肉体という物質の機械的な営みだけでなく、精神力というものが肉体を支配することもあるのだということも思い知らされるようになりました。

数値がすべてではない

みなさんが体験されているように、現代医療は数値をベースにした科学的・統計的なデータが基本的な治療の基準になるように思います。病院に行くとまず体温と血圧測定をします。症状によっては血液検査、レントゲン、ときにはCTやMRIということもあるでしょう。こうした検査を終えて診察室に入るとデスクのパソコンのモニターを見ながら担当医は病気や病状の判断をします。

確かに診察時点の患者の体の状態を知るには患者の話を聞くよりも数値を見るほうが正確な状態把握ができるのかもしれないとは思います。

検査で得た様々な数値は早く病状を判断するための有効な基準なのでしょう。医師にとっては病状判断をするのに、検査で得た数値を正常数値に合わせて判断すれば、医学的には正しい診断と評価されます。

医師の判断の正当性を支持するものでもありますので、概ね患者はこの数値に従った診断に沿って治療法が決められていきますし、複雑な病状でない限り、治療法のガイダンスもできています。

血圧が130以上なら高血圧だと国民の多くはそう思うようになっています。テレビなどでもこの数値が盛んにコマーシャルに使われて、かつて150前後と言われていた正常値から多数の高血圧患者予備軍をつくりだしました。かなりの患者数の増加になっているはずです。

本当に130以上の人は高血圧患者なのでしょうか。私は医師ではありませんから、それ以上のコメントはできませんが、高齢者の中にはこのくらいの数値の人はたくさんいますし、体調によってこうした数値が出ることはあるでしょう。数値だけが一人歩きをするような傾向が最近見られるようになってきたように思います。

数値による医療は、それはそれで科学的で冷静な治療行為ではありますが、私はここに患者の気持ちを少し入れていただきたいと思っています。医師が少しでも患者の気持ちを察してにこやかに話してくれるだけで、患者の不安がさっと晴れ、血圧も下がるかもしれません。

血圧も病院血圧というのがあるそうで、私なども病院に入っただけで血圧が20くらいすぐに上がります。まあ、これは病院側もよく分かっていて考慮してくれるようですが、きっと数値による診断と薬の処方だけよりも患者が病気に立ち向かう気力を持てる医療がこれからの現代病を解決する大事なポイントになるのではないかと思っています。

子供の頃、風邪だったかで熱が出ると、当時往診をしてくださる先生が多くいらっしゃいました。私が熱を出すと親はよく往診を頼んでくれたことがありましたが、熱にうなされているときに、医師の足音が玄関先に聞こえただけで、苦しさが半減したことをよく覚えています。

医師にはそうしたイメージを、かつて多くの人から持たれていました。もちろん今でもそうした医師が多くいらっしゃるに違いありませんが、患者の心が数値に置き換わっている医師も多く見られるようです。一度くらいモニターから目を離し、じっくり患者の顔を見て話してください！　と思うときもあるのです。

超高齢社会のがん治療

ここ数十年のがん治療は西洋医学中心のものでした。外科的治療は目覚ましいものがありましたけれども、しかし発症率は現在3人に2人が、がんになるというのが現状です。たくさんの予算と優秀な医師が参加したがん撲滅対策に目覚ましいものが見られないこと、それと前に述べましたが、死亡率も決して低下することなく、むしろ国民の死因の30％という大きな現状を維持している状況です。

ということからこれまでの西洋医学に代替医療や精神的医療の参加など、これまで他分野と言われてきた専門家を加えて、統合的な医療法を考えようではないかという声も大きくなっています。

日本の社会は高齢化社会ではなくなり、ずいぶん前から世界一と言われる超高齢社会に突入しています。かつてがんは老人病と言われました。つまり高齢者になって体のあちこちで老化現象が起こり、とくに活性酸素により起こる肉体的障害が多くなってくるためです。高齢者人口が多くなるにつれ、がんの発生も多くなってきます。当然のことかもしれません。

しかし、がん治療は今でも三大治療法と言われる外科手術、抗がん剤治療、放射線治療が多く用いられていますが、これは高齢者にとって身体的ダメージが強いものです。

外科的手術は体力の消耗が激しく治療によってそれこそ寿命が縮まるということもありま

す。あるいは抗がん剤治療も、腫瘍だけに強い殺がん薬がピンポイントで作用すればいいのですが、そうではなく周囲の正常な細胞にも同じような強い作用が働くため、頭髪の細胞が死んで毛が抜け落ちたり、激しい嘔吐やめまいなど体調がおかしくなったり、そうした辛い日が続くことが多くあります。

放射線治療も周囲の正常細胞を焼いてしまうなどの副作用を含めて、高齢者には生命の危機さえ及ぶのです。もちろん若い人たちにも、それなりの体のダメージがあるでしょう。

しかし医師としては何らかの治療をしなければ医師としての役目を果たしたことにはならないということなのかもしれませんが、がんとなれば即手術か抗がん剤といったイメージがまだ抜けきれません。そこで、これは年齢ということも考慮する必要がありますが、完治を目指すということをよりもがんと共生しながら、残りの人生を楽に生きる方法がないものかを医学的に追求してみる。こうしたことも一つの選択肢になっているようです。

緩和医療というのもその一つの方法なのかもしれませんし、強い化学薬剤を使用するよりも、代替医療の使用によって、体に優しくストレスのかからない治療法を模索するのが統合医療のあり方ではないかと思っています。

誰ががんを治してくれる？

結論として、かつてのコレラや天然痘、そして結核という世界を死の淵に追いやるような怖い病気を撲滅させたように、誰ががんのなくなる社会をつくってくれるのでしょうか。かつて有名な建築家の故黒川紀章さんが、

「がん細胞に、おまえが成長することは自分を死に追いやることだよ」

とがん細胞に伝える方法を研究していると言われたことがあります。

これって、面白い発想だなと思いました。なぜかと言いますと、がん細胞が増殖して体内の栄養を吸い取っていくと、最後にはその宿り主の人間が死亡してしまいます。ということはがんそのものも絶滅してしまうわけです。

つまり、好むと好まざるに関わらず、がんと人間は運命共同体なのですね。人間にとっては望まない住人なのですが、出て行けと言っても素直に出ていってはくれません。それどころか、宿り主の栄養を奪い取ってしまう歓迎すべからぬ厄介者です。

その厄介者に自分のしていることが自分の死につながっているのだよ、ということを教えてやればいいのです、と黒川さんは言っておられた。

確かにがんというのは不思議な新生物で、もっとうまく人間と共生すれば、宿り主もがん細胞自身も長生きができるわけです。そんなことが本当にできるのかどうかは分かりませんが、そういうこれまでにない、理屈では出てこない発想が時には科学者にとって大きな新発見につながるヒントになるのかもしれません。

がんを始めとした現代病と闘うには、このような奇抜な発想をする方たちも一緒になって、様々な異なった学問分野の専門家に協力を仰ぐことも必要だと思います。

答えはない

残念ながら「誰ががんを治してくれるか」という問いの完璧な答えは科学者ではない私には見つかりません。しかし、ヒントはたくさんあるように思います。

最近の研究で、がん細胞だけに取り付いて攻撃する物質を発見して、これをがん治療に使う試みがされているということを耳にしました。

もちろん医学界でも真剣に最新療法の開発に日夜努力されている方たちがいます。しかし、今誰が？　という事に対する答えは見つからないように思います。

がんになって治った方もたくさんいます。その人たちから体験を聞き出すことも答えを見つけるヒントになるだろうと思います。

医師の治療が適切だったという人もいるし、よく分からない治療に見切りを付けて、自分の生活態度を変えてみたという人もいます。

医師も患者も必死になってがん対策に頭を絞っているのが現在の状況だと思います。

ある女性の体験

ある卵巣がんステージⅢｃから外科手術をして生還した女性は、なぜ自分ががんを発症したかについて15年前まで遡って、生活習慣を克明に思い出して書き出してみたと言います。

その結果、ある時期を境に自分の生活習慣が変わったことが分かり、それから10年後にがんが発症したと確信しました。

大きな生活習慣の変化は二つあり、一つは乱れた食習慣であり、もう一つはストレスだったと言います。

女性は書き出した過去の生活習慣を眺めながら、この二つのことを改善すれば、がんの再発を防げるのではないかと思い、実行しやすい3つの生活改善策を決め実行しました。

①食の改善

②生活習慣

③日常の心がけ

というものです。

目新しいものはなく、ごく簡単なものです。その内容を見ると①は「3食必ず食べること。間食はできるだけしない。いろいろな色の食材を食べる」といった事でした。内容も簡単過ぎると思われるかも知れません。紹介した女性はこれをその後16年間ずっとやり通し、現在も元気でおられます。このやり通すということがとても大事です。いろいろな解決策を教えられて、それはいいなと思うことは数多くあります。しかし数時間後あるいは数日後、そのいいなと思った事を続けている人はわずかです。この女性は、この簡単な事柄を16年間もやり続けたのです。すごいと思いませんか。

これががん克服の正解かどうかは誰も分かりません。そうした研究が正式になされていないからです。①の3食必ず食べる、はあまりにも当たり前のようですが、それまでの彼女の生活は不規則な食習慣だったようで、この事を守り始めると体の調子が見違えるほど良くなり、本当に必要なことだと感じたと言います。

この食事の改善のところで栄養成分のことも考えられて、紫イペのビタミンやミネラルに注目して、継続的な飲用を始めています。

②、③は個人差があるので、詳細は省略しますが、例えば体調管理のカレンダーを用意して体調を5段階評価しこれを◎○●△×など記号化して毎日必ず記帳するとか、排便の回数、外出予定などを記入する。

こういう誰にでも無理なくできる簡単な記録をつけることによって体調管理、排便の習慣性を常にチェックし把握するようになったこと。

また病気になって引きこもりがちな自分を、こうしたカレンダーに行動記録を残して外出などの気分転換を積極的に行うようにする、といった自分自身の様々な生活状態や習慣性を把握するようにしたそうです。

このことから小さな体の変調も見過ごさずに短期間で捉えることができ、また頭で考えてもなかなか実行しなかったことを実行するように後押しすることになりました。散歩など雨が降るから、寒いからなどの言い訳を自ら抑えて行動するようになったそうです。

現在は、定期検査も間隔をあけられるようになり、転移などの兆候もなくがんストレスから解放されていると言います。

こうした行動科学的な試みを医学的に検証したという研究報告は未だ耳にしたことはありませんが、例えば精神科や行動科学の専門家などの参加によって、多角的ながん治療の試みを確立していただきたいと思います。

統合医療はありうるのか

統合医療はありうるのか。難しい問題ですね。何遍も言いましたように現在の医療はエビデンスに基づく医療（ＥＢＭ）です。私は健康食品を扱っている仕事をしています。大企業ではありませんので、研究開発にかける膨大な資金を調達することができません。たくさんの利用者からの報告をいただきますが、これをエビデンスとは厚労省が認めてくれません。

健康食品などを用いた治療は、健康保険適用病院が扱うことができない仕組みになっていることから、健康食品の医療効果などについての研究そのものが少ないのが現状です。

たとえば入院時にその病院で処方する薬以外のサプリメントなどの飲用はしないように警告されます。あるいは保険適用外のものの服用を病院側が手助けすると、原則的には入院費用やその医療費全てが保険適用から除外されてしまいます。

そうしたシステムの中で統合医療を論ずること事態が無理なことです。紫イペを加工した健康食品は薬の申請をしていませんから、もちろん薬ではなく健康食品の分類に入ります。紫イペを飲用してがんが治ったということを本などに書くことは事実でも法律上許されないことなのです。薬として認可されていないものが、病を治すことはあり得ないという認識なのでしょう。

したがって、サプリメント業界の人たちが医学界や薬品業界の方々と対等に統合医療について協議するということは敷居が高過ぎてできません。統合医療に関する学会もありますし、活動もされてはいますが、やはり西洋医学の専門家が中心の学会になっているようです。つまり本当の意味での学際的な医療の改革というのはずいぶん先のことになると思います。

もし、そうした動きが活発化するとしたら、それはやはりがんという非常に難しい病気がきっかけになるのではないでしょうか。

私の提唱する健康への法則

がん、がんと気が重くなる話が続きましたが、まあがんも含めての話ですが、私は健康になる、あるいは健康を維持する「7つの法則」というものを提唱してきました。

それは、

①絶対積極の心
②運を引き寄せる
③辛くても笑う

④正しい呼吸、睡眠
⑤バランスのとれた食事
⑥適度の運動
⑦病院治療がすべてと思わない

というものです。

皆聞き慣れたことではないですか。そうですね、難しくもなんともない事柄ですが、ではこれ習慣的にやっておられる方はどのくらいいらっしゃるでしょうか。そうなのです。よく笑うようにしている、あるいは食事は偏りのないように食べている、運動は毎日散歩している。

みなさん、ほとんどの方がこの7つのなかの一つ、二つのことをされていますが、7つのことをすべてやっておられる方はあまりいらっしゃらない。ちょっと抽象的なことはあります。たとえば運を引き寄せるなんてどうすればいいのか？　病院がすべてと思わない、ということなども分かりにくいかもしれません。

少しこの7つのことをお話ししたいと思います

絶対積極の心

これは天風さんのところでお話しをしました。天風さんは重い結核を患って余命を区切られたのですが、そこで自分が重い病気を抱えながら、生きていることに感謝の気持ちを持つことができた。ここから病状が回復の一途となり、その後会社経営を行ったり、また多くの著名人に影響を与える思想家として各界から尊敬を集めたり、豊かな人生を歩みました。

天風先生の言うこの絶対積極の心とは、精神的に克つ心を常に持つということになります。かりに病気が発覚しても、自分は生きているということをまず考える心です。病気になった、もう駄目だ、なんて運が悪いのだろう、などとマイナス面に心を捕らわれるのではなく、それでも自分は生かされているというプラスの心を持てる強さ。これが絶対積極の心。気持ちで克つ心を持つということになります。

言うは易しという感じがしますが、何事も消極的にならず、常に積極的な面から物事を考える習慣をつけると必ず絶対積極の心を持つことができるようになります。

この絶対積極の心を持つことができれば、たとえ病気になってもストレスを排除し自然治癒力を高めることにつながると思います。

運を引き寄せる

運のあるなしと言うとまず宝くじや競馬の話になりますが、ここで言う運というのはそうしたイエスかノーかの神頼みの話ではありません。当たるも八卦、当たらぬも八卦というのも運と言えば運ですが、この運には自分が関与できない、つまり天を頼りにするだけで自分の意思が全く関与しないものです。

ここで言う運というものは、それを引き寄せるのに努力が必要なものです。ここでは健康になる運を引き寄せようということなので、当たるか外れるかということとは全く関係のないことと思ってください。

先ほどの女性のように、なすがままの人生に流されるということはせず、自分の体調を管理して、ストレスを少なくする努力をするというのが大切なのです。この積極性が健康を引き寄せる要因になります。

健康と少し話しが違いますが、私の知人に面白い男がいまして、もう定年になって暇人ということで奥さんのアッシーとしてスーパーでの買い物に付き合わされるそうです。大抵の男は買い物の付き添いは嫌な事です。なぜかといいますと、普通の買い物は何が買いたいかという目的があります。たとえ目的以外の買い物でも興味のあるものもある。興味のあるものの品質や値段などを見ていると飽きがこないものですが、食料品だけはどんなにがんばっても野菜や牛乳、肉類などなかなか興味を持てません。そこで彼は、

「そうだ、何とかこれを運動に利用しよう」

と思ったそうです。

そこで彼がしたのは、奥さんが買い物をする側に付き添って、スーパーの中をすべて爪先立ちで歩いたそうです。これを1、2年も続けたそうですが、何とそれまで何度も挑戦しては失敗してきたダイエットに成功して5キロも体重が減ったそうです。そればかりでなくいろいろな健康診断の結果が良くなったと言います。

爪先立ちで歩くこととダイエットの関係はよく分かりませんが、彼はダイエットを目的に

していたら、こんなことは馬鹿げたことだとすぐに止めていたと思うと語っていました。

当初は意味のないことも、ある意思をもって連続して行うことによって、何か今までに得られなかったものを生み出すことはあり得ることだと思います。

運というのはそうしたもので、ゴールを目指して走り続けるのは立派なことですが、多くの人は途中で挫折してしまうものです。

しかし、何気なく始めたことを連続して行う内にそれがくせになって、やらないと気持ちがすまなくなるという事がよくあります。

つまらないことでもこれだと思ったことをとにかく続けてみると、必ず何かしらの結果がついてきます。それは小さな事かもしれませんが、一つの運と見ることができます。人生与えられた運で生きているように見えますが、実はそれはすべて自分の生活習慣が生んだ運でもあります。自分が作る運というものを試してみてください。

辛くても笑う

笑いの効能はいろいろな報告や実例があります。笑いが健康に良いということを疑う人はいないと思います。

医学の専門家も笑いがいかに健康にとって大切かということを証明しています。遺伝子工学の村上和雄先生が吉本興業のお笑いを糖尿病患者さんに聞かせたら、大笑いの後で血糖値が驚くほど下がったという研究を以前報告されていましたが、笑うことによって精神的には副交感神経が優位になります。血圧は下がり、血流も良くなります。体温も上がり免疫細胞が活性化します。さらに声を出して笑うと呼吸を深くするようになります。大声で笑って呼吸が苦しくなるということもありますね。体の中の炭酸ガスを吐き出し過ぎて、酸素欠乏になるくらいです。良いことだらけですね。

そんなに笑うようなことが日常生活にあるでしょうか。世の中毎日のように物価高騰の話が行き交っています。各地で凶悪な事件が発生して、考えると嫌な世の中になってきました。

こういう時こそ笑いが必要です。おかしくなかったら、おかしい時の顔を作ってみましょう。これは簡単ですね。口角を上げてにんまりした顔を作るだけで、副交感神経優位の状況になるそうです。おかしくはないのですが、少し声を出して「ハ、ハ、ハ」と嘘笑いをしてみましょう。さらに気持ちまでもおかしな事を考え始めます。

笑い顔をして非常に凶悪な場面を想像するのはできないということに気づくはずです。逆に恐ろしいこと、嫌な事を考えているときに、自分の顔を鏡で見ると険悪な表情になっていることに気づくはずです。

おかしなこと、幸せなことを自分から作り出すことに努めると自然治癒力が向上していると思うことです。絶対積極の心を持つこと、笑いを作ることは免疫力の強い味方になります。

お腹で呼吸する

呼吸と睡眠は無意識に行っていることですから、今更何を？　と思われるかもしれません。しかし、これも簡単でも続けることが難しいことです。正しい呼吸などあるのかと思いますが、呼吸など意識しないと言われる方の呼吸は浅い呼吸になりがちです。浅い呼吸は呼気も吸気も少ないということになります。

今、階段を上り下りすると、呼吸が荒くなることが分かります。これはたくさんの酸素を必要としているためです。運動をすると身体のあらゆる組織、たとえば筋肉や脳などに酸素を運ばなければならず、心臓がフル回転をします。各細胞ではエネルギーを産生するために酸素を欲しがっている状態です。

つまり、運動をすることはより多くの酸素を体内に送り込み、隅々から排出される炭酸ガスを集めて体外に送り出す状態になるのです。体が浄化されますし、各機能が運動によって鍛えられ強化されます。

筋肉などは使うことによって、太くなり大きな力を出せるようになります。心臓もより早く血液を体の隅々まで送るポンピング力が強化されます。そして筋肉を動かすと熱が作られ免疫力が向上します。

浅い呼吸はこうした体の激しい動きに連動できませんし、各所に老廃物を含んだ血液を滞留させてしまいます。あまりに激しい呼吸を続けることは肺や心臓を痛めることになりますが、一日に何度か深呼吸を10回ほどするだけでも血流を促し健康にとって良いと思います。

正しい呼吸法といえば、腹式呼吸を習慣とすることです。肺というのはご存じのように独自の筋肉を持っていませんので、胸筋を使って胸を膨らませたり、しぼませたりして呼吸をしますが、激しい肺呼吸をするのは肺胞を痛めます。肺を痛めずに呼吸をする方法が腹式呼吸です。へその辺りをへこますと、その上部にある横隔膜が押し上げられる、肺が収縮して炭酸ガスを押し出す力になります。

反対に腹を膨らますと横隔膜が引っ張られて肺を膨らませ空気が自然と吸入されます。これを続けると、胸筋をあまり使わず肺の負担を最小にして呼吸ができるのが腹式呼吸の良いところです。肺で行う呼吸は浅い呼吸になりますが、腹式呼吸ですと深呼吸になり大量の空気を取り入れる、つまり大量の酸素を吸入することができます。

この呼吸法を習慣づけると、心筋梗塞などの可能性を低下させる事になると専門家も推奨しています。

もちろん深呼吸によって副交感神経優位の状態になり、自然治癒力も強化されることになります。

脳は働き続ける

十分な睡眠は誰もが必要なことだと思われますので、余分なことは言いませんが、寝るというのは考えてみると不思議な行動です。疲れを取るということでしたら、何もせずにいればいいのですが、どうもそうではなく睡眠は脳と関係があるようです。

睡眠の時間は動物や魚類などによっていろいろ違っています。たとえば動いていないと死んでしまうマグロなどは、ほとんど睡眠をとらないようです。それでも夜は少し速度を落として代謝を少なくするようですが、恐らく脳の働きも抑えているのでしょう。

人間はマグロのようにはいきませんので、一日の三分の一ほどは睡眠をとります。仮に眠らないでいると何時間、あるいは何日間起きていられるのでしょうか。私は学者ではないので正解は分かりませんが、どうも10日間前後のようだと聞きました。本当にそんなに起きていられるのでしょうか。

ま、そうしたことはともかく、健康であるためには正しい睡眠が絶対に必要です。その理由はやはり脳の休息を十分にとることだとされています。筋肉などは休めば回復するのですが、脳は睡眠中でも働き続けますので、刺激が最小限に抑えられる環境を作ることが必要になります。

ということからすれば、あまり騒がしい所での就寝は睡眠中も刺激が脳に伝わります。よく睡眠中に話しかけると良くないと言われますが、確かにそうかもしれません。とにかく質の良い睡眠をとることが健康維持のためには必要です。

睡眠で言われるのは時間です。ナポレオンは3時間眠ればよかったという話があります。これも話半分で受け止めた方が良いと思います。

よく体内時計ということが言われます。要するに体のリズムということですけれども、これも人それぞれ違いまして、仕事によって働く時間に合わせた食事時間や睡眠の時間というものが決まってきます。従って一概に睡眠の時間を決めることはできませんが、やはり、朝目覚めたときによく眠れて爽やかな気分になれたと思えるのがほどよい睡眠時間ということになるのでしょう。

そして朝起きたら、ゆっくりと布団から離れ、カーテンを開き可能であればたっぷりと朝日を部屋中に入れる事です。

朝の数時間は血流障害の可能性のある人にとっては魔の時間帯と言われています。睡眠で血圧が低下していますので、いきなりの激しい動きは脳卒中などを引き起こす危険性が潜んでいるからです。何事も急激な温度変化と急な体の動きは、常に危険が潜んでいることを考えておくべきです。

バランスのとれた食事

言い尽くされたことかもしれませんが、なかなかバランスの良い食事というのが難しいのです。しかし、食習慣は健康に直接関係してきますので、前述のがんを経験された女性は、再発を防ぐためにまず考えたのが食事のことでした。私たちの体は毎日食べる食材から作られています。

最近は物流が発達して地産の物だけを食材にするということはできなくなりました。まだ物流がそれほど発達していない頃は、その地方、地方で作られるものを食材にすることが当たり前であったために、食生活の偏りが地方によってありました。その結果、地方独特の病気というものもあったように思います。食習慣の弊害が疫学調査などによって報告されています。たとえばかつては漬物のおいしい東北地方などは、胃がんの発症率が高かった時代がありましたし、おいしい酒の産地では喉頭がんの発症率が高いなどのこともありました。逆に京都のすぐきなどは発酵食品として腸内細菌のなかで善玉菌を育てる効果があり、健康に良い効果があるということから、現在も健康食として注目されています。

乏しい栄養素からは乏しい肉体しかできません。当たり前のことです。豊かな食材というのは高価ということではありません。多種多量なミネラルやビタミンを食材から得られる食事ということになります。最近は日本の食料自給率が低下していて、ほとんどの食材を海外からの輸入に頼っています。

最近みなさんが苦労されているのが、ロシアがウクライナに侵攻したのをキッカケに多くの物価が急上昇していることでしょう。食品は軒並み値上げです。その理由は原材料費の値上げです。ウクライナやロシアというのは農業国ですから小麦やトウモロコシ、馬鈴薯、ひまわり油など世界の生産量の上位を占めています。しかし2022年の2月以降ロシアからの輸入禁止によってこれら穀物が入ってこなくなったこと、さらにウクライナの食材も戦時下で物流が滞り、世界規模の食料・穀物供給減となっていることが大きな原因となっています。

さらにロシアは天然ガスの最大輸出国でしたが、ウクライナ侵攻によって世界各国で輸入禁止が行われて、燃料価格の高騰などがおきました。こうしたことが相まって、食材や加工費の高騰となり、それが消費者へ物価の値上げとして表れてきました。

今更ですが、日本の食糧事情の危うさを痛感させられています。こうした遠い国の紛争があるたびに日本人の私たちは食糧事情の危機を経験せざるをえなくなってくるのです。

これまで私たちはお金を払えば、食べたいものを口にすることができていました。しかし、これからの日本は経済的にどうも右肩下がりの傾向が続きそうです。加えて日本の農業生産で100％供給できるものはほとんどありません。100％どころか、ほとんどの食材を外国から輸入しなくてはならない状況になっています。野菜も穀物も肉も、そして海産物もその多くは残念ながら外国産のものです。

問題は食材の自給率もありますが、輸入食材の栄養素の含有率です。同じ品種なら内容も同じではないか、と思いますが、野菜やそれを食べる牛や豚の肉は、そのとれる土地の地味や品質に影響を受けるのです。

そういうことに今まであまり関心を持たれることは少なかったのですが、今回のウクライナ侵攻によって日本の食材の危険性が改めて思い出されました。

食材にも変化

さて健康と食事ですが、気になる調査結果があって、野菜類に含まれる栄養成分がここ数十年間でかなり減少しているということが発表されたことがありました。たとえば、ホウレン草の中に含まれるビタミンAの含有量を比べてみると戦後直後と50年後を比較してみると100g中の成分が79％減、ビタミンCは57％減といった具合で、他のトマトやニンジンも同様に昔の野菜に比べて現代の野菜の内容がかなり弱くなっている（元科学技術庁調べ。食品成分分析調査）というものです。

同じ野菜でも成分が決して同じとは言えないことが多々あります。その主な原因として考えられるのは、ハウス栽培の普及や化学肥料の普及、さらに輸入品の増加などが考えられます。日本の大地と自然環境で育つ野菜が少なくなっているということでしょうか。野菜も工業製品と同じような工場内での大量生産にならなければいいのですが。

したがってこうした食品に含まれる栄養素の目減りなどをよく調べた上で、サプリなどで目減り分の補給をするのも大切なことだとは思います。

たとえば紫イペなどは何遍も言いますようにアマゾンの土壌から天然の栄養素を、また豊富なミネラル、ビタミンを含んでいますので、健康維持のためには効果のあるものと言えるでしょう。

大切なことは、世界中の食材がスーパーの棚に並んでいるということを念頭において、時々は自分の食卓にどこの国の食材を使った料理が並んでいるのか考えてみることだと思います。

サプリメントをどう考える

サプリメントとは一体何なのか？　なぜ私たちはサプリメントを買うのか？　日本はここ

数十年、急速な経済発展と呼応するように、食文化が大きく変化をしてきました。

とくに西洋化が進み好きな物を好きなだけ食べ、飽食の時代に生きています。最近、経済の低迷で特にシングルマザーのお子さんが食事を満足にできないというニュースがワイドショーに流されることがありますので、そうした問題がこれからの日本の課題になってくるのではないかと予測しますが、それは少し別なテーマの時に議論するとして、とにかく多くの国民は戦後の飢餓状態だった頃と比べて、格段に栄養摂取量が多くなっています。

とくに動物性タンパク質の摂取量は倍増していますし、脂質にいたっては3倍以上になっています。カルシウムは常に足りていないと言いながらも倍増しています。

エネルギー摂取量はそれほど変わっていませんが、エネルギーの中身がこの数十年でまったく違ってきていて、いわゆる欧米型の肉食主体の料理を食べていることが分かります。

カルシウムがこれだけ摂取量が多くなったのになぜ不足しているのかは、現代の食習慣を見てみると分かってきます。

大きな理由は加工食品の増加です。コンビニ食品やスーパーでのお弁当や加工食品が安くてボリュームがあるというので、若い人を中心に人気がありますが、これら加工食品は確かにボリュームがありカロリーも豊富なのですが、食品添加物としてリン酸が多く使われています。リン酸は食品の保水性や肉類の発色を安定させるために使われています。

リン酸はインスタント麺やソーセージ類に多く含まれる成分で、もちろん人間の体内にも含まれＤＮＡの重要な構成物質でもあります。その他細胞膜の構成成分でもあるのですが、加工食品などで多量に摂取するとカルシウムや鉄などの吸収を阻害するようになり、骨などが脆くなるという弊害も出てきます。

こういう食生活の変化に伴って、体に必要な栄養素にも変化が出てきたことは事実です。日本はまだ欧米型といっても完全なものではなく、お米と味噌汁といった和食との混合料理ですので、欧米型の食事の普及で必要となるカルシウムや鉄の摂取量が和洋混合の料理からは十分摂取できません。

欧米ではカルシウム摂取のため乳製品を多く摂りますが、とくにミルクの中にはカルシウムを摂取するためのビタミンＤを入れていると聞きます。ビタミンＤは小腸でのカルシウムの吸収を促進させる働きがあり、血中のカルシウム濃度を一定にする働きがあるビタミンです。

ビタミンＤは皮膚に存在するプロビタミンＤ（ビタミンＤの前駆体）が紫外線に当たって

産生されることもあり、なるべく可能な範囲で日光に触れる機会を作ることでカルシウムの吸収を助けることができると考えられるので、サプリの摂取などとの調整をうまく図る事も必要です。

というように、単体のサプリメント錠剤などの服用は消費者の目的通りに体に吸収されるかはよく分かりません。難しいところがあると思います。できるだけ食品から摂取されることを勧めます。

運動の必要性

運動することで何が健康に良いのだろう？　運動をすることによって様々な良いことがあるのはみなさんご承知のことですが、私がお話しする健康ということからすると、次のような良いことがあるように思います。

①筋肉を鍛えることによる骨格の矯正
②精神の高揚と安定

③血流の潤滑化
④代謝を促す
などが上げられます。

テニスや水泳のスキルアップとかチーム競技では人間関係を作るなどいろいろ効用はありますが、まず直接的な肉体の健康を考えると、筋肉を鍛えることによる骨格の矯正は運動の大きなメリットではないでしょうか。骨というのはみなさんが小学校の頃、理科室に並んでいた骨の標本のように、留め金がなければバラバラに崩れ落ちてしまいます。このバラバラの骨を骨格としてきちんとした形に結びつけ、さらに運動ができるように支えているのが筋肉です。

筋肉が鍛えられることによって骨格のバランスも正しい位置になり、骨格が矯正されることにより内臓も正しい位置に落ち着くことができます。病気などの場合を除いて姿勢が悪かったり、腰や膝が痛くなったりするのは、詰まるところ運動不足で筋肉が細く弱くなって、関節を正しい位置や正しい動きに支えられないからです。

人間が四足歩行から二足歩行になって数百万年になりますが、未だに弱点を抱えているのが、頭を支える脊椎とこれを支持する筋肉の正しいあり方を維持することです。腰痛、肩凝りは日本人の特徴だと海外の人たちからよく言われますが、日本独特の生活習慣が関係しているのかもしれません。

最近は畳に座る生活が机と椅子の生活に変わって大分腰や膝の関節に掛かる負担が少なくなってきましたが、運動によって頸椎や腰椎に掛かる負担に十分に耐えられる体にすることが大事です。

精神的な変化は運動に見られる良い特徴ですね。家の中でくさくさしていた心も外に出て清々しい空気に触れただけで気分が晴れます。気分が晴れることは前述したように自然治癒力が高まる要因になります。顔は笑顔になり副交感神経も優位になる事でしょう。運動の種類によっては闘争心や心の高揚などアドレナリンの分泌が促されますが、それは競技の間の一時的なもので、終わった後の達成感や適度の疲労感は自然治癒力の高まりにつながっていきます。

誤解しないでいただきたいのは適度のストレスはむしろ精神的には良い作用をもたらします。それは絶対積極の心にも通じるものです。人間関係とか仕事の失敗であるとかのストレスがなかなか解消されないと、その場を取り繕ってもその後もこれを引きずってしまい、免疫細胞の減少を招くような事になります。

しかしスポーツの場合はそうした緊張感ではなく、一時的なものですから悪影響を残すことはありません。人間関係や勝負事で勝った、負けたということにこだわる方は、散歩などの個人でする運動をされるほうがよいでしょう。

運動の効果として、体を動かすことによって血流が促されます。血流の促進は付随意筋である心臓の筋肉を鍛えることが期待されることと、血液の循環によって酸素と炭酸ガスの交換が盛んに行われることです。血液中の廃棄物が腎臓で漉されて小便や汗によって排出され、デトックス効果が期待できます。血液がきれいになると酸素の吸収が多くなり、エネルギーが各細胞で大量に作られます。つまりスタミナが多い人間になるということです。

このように運動の効能はたくさんあります。できるだけ外に出て散歩でもいいですから、体を動かすことに注意を向ける努力をしたほうがいいでしょう。ただし無理はいけません、できる範囲ということにしてください。

代謝を促す

ヒトは、動物もちろんそうですが、食物を食べ、これを消化吸収して栄養素を細胞に送ります。細胞では送られた栄養分をエネルギーに転換して、このときにできた廃棄物を便として排泄します。こうした一連の反応を代謝といいます。

私たちは何もせずに寝ているだけでもエネルギーを使います。心臓などは止まったら大変ですから、常に動かしていなければいけませんし、そのほか眠っているとはいえ脳や他の臓器も最低限の仕事をしています。それにはこうした臓器を動かすのに必要な代謝を続けなければなりません。この最低限の代謝を基礎代謝といいます。

この基礎代謝は昼間の活動に必要な活動代謝を含めた代謝量全体の大体6割程度を占めています。数字的には基礎代謝量は一日およそ1200～1500キロカロリーで、性別や年齢によって基礎代謝も違ってきます。

この基礎代謝に加えて生活するために必要な活動代謝のカロリーがあるわけで、これを合わせると、大体一日に必要なカロリーは成人男子で2500キロカロリーといったところでしょうか。したがってこれより多量のカロリーを摂取すれば、カロリーオーバーとして体内に脂肪などの形で蓄積されます。要するに太るというのはこの消費カロリーを上回った食習慣をしているということです。

基礎代謝が代謝全体の6割を占めるということですから、基礎代謝を高める効率的なカロリー消費ができるとダイエットもスムーズにできることになります。

しかし、基礎代謝が大きく下がる要因というのがあります。それが加齢です。加齢によって筋肉量が低下するためにこれを補う基礎代謝が低下します。そのほか不規則な生活や自律神経の乱れも基礎代謝を下げる原因になるようです。

昼間の運動によるカロリー消費ももちろん大切ですが、私たちが意識しないときも消費を続ける基礎代謝を高めることが余分な脂肪の蓄積を防ぐことの助けになるわけです。

したがって運動のメリットは直接運動によってカロリー消費するということもありますが、運動によって筋肉量の低下を阻止して、基礎代謝の効率を上げる事の意味も忘れてはなりません。太りすぎの方には良いアドバイスだと思います。

運動はいずれにしても大切ですが、運動とまでいかなくても、家の中でも自分のできることは他人任せにせずこまめに動く、時間があれば可能な限り散歩をする、といった事を継続して行うと自然に体内脂肪が減ってくると思います。

何事も継続が大切ということです。

病院が全てと思わない

病院のことをいろいろ述べてきましたので、これに付け加えることはあまりありませんが、今の患者さんを見ていると、具合が悪くなって病院に行き、初診で診ていただいた先生がそのまま完治するまで同じ先生として決まってしまうのが通常のことでしょう。

良い先生に当ればいいですが、あまり相性の良くない先生に当ると病院通いが辛い事になります。辛いだけならいいのですが、治療法が納得いかない先生に当ってしまうとそれこそ悲劇になります。

患者さんにとって病院は絶対的なものです。私も病院は健康を守ってくれる大事な所だと思っていますが、いろいろ病院を活用する方法を患者側でも持つべきだと思っています。

第一に病院の持つ医療施設は検査を受けるのに最適です。自分の体がどのようになっているのか、何処に欠陥があってどのような状態なのか知るのは病院でないと分かりません。

その後の治療法について患者の納得のいく説明をしてくれる医師に当れば最高といわなければなりません。しかし、これからはもっとセカンド・オピニオンが気軽にできるようになるといいと思います。患者は病気に対して全くの無知と言っていいでしょう。医師に質問はできても、治療法のやりとりなどはできません。言われるがままに自分の体をあずけるのがほとんどのケースです。

あるがん専門医は、

「ステージⅢまではガイドラインがあって、治療法にそれほどの違いがない。ステージⅣからは担当医かその病院の医師団による経験によって治療法が変わってくる」

と言っています。

風邪や胃痛などのいわゆる軽い病気については、ほとんど数値医療で解決するのかもしれません。それほど近代医療は様々な病気の治療例がたくさん蓄積され、学会などで治療法の報告などがあり、そうした治療情報が医師たちに水平展開されています。

そうした多方面の最新情報に接するためにも、がんのステージが高い場合にはぜひセカンド・オピニオンをされた方がいいと思います。

日本人の半数以上が健康不安

現在日本人の6~7割が自分は健康でないと考えています。それは実は健康診断の普及にあると言われています。健康診断をするとほとんどの人が何項目かで健康的な数値でないと言われて再検査などを受けるようです。こうした経験が「重症ではなさそうだが、どうも不安だ」など病気ではないが健康でもないといった健康不安につながっていることがあるような気がします。

ではどうしたらいいのか。これも難しい問題ですが、やはり絶対積極の心を常に持つことです。そして普段から信頼できる医師を見つける努力をしておくことも大事でしょう。

私の知る80代初めの女性ですが、とても真面目の方で、ちょっと声が枯れると耳鼻咽喉科を受診する、腰が痛むと整形外科、内科はそれこそ心臓、胃、大腸、ちょっと変調をきたすとすぐにクリニックや総合病院に飛んで行きます。

しかし、結果は何事もなく普通の生活をしています。作り話ではなく月に数回、通院ではなく、どこか気になることを見つけては専門医に行くというのです。最近はその方の名前を聞くと病院に飛んでいく姿を想像するくらいの病院好きな方です。だから元気なのかもしれないと考えることもできますが、年齢を考えたらもう少しゆっくりと自分の体を観察してみてもいいと思います。

ことほどさように、健康不安の方は多いようで、病院の待合室は患者さんで満員です。こんなに日本には病人がいるのかと、恐ろしいような感じさえしてしまいます。

紫イペで自然治癒力を高める

検査技術が発達して、私たちの体はいろいろな数値で正常か否かを測られるようになってきました。人はいろいろな体型や性格があって良い所もあれば悪い所もある。強い筋肉もあれば弱い筋肉もある。勉強はできるが運動は苦手といったように、いろいろある数値は必ずしもみなさん同じにはなりません。

そうしたことを理解すれば健康不安も少しは落ち着くのですが、現代医療はなかなかそうしたファジーなままにはしてくれません。正常値の範囲がどんどん狭くなり、異常値の範囲が広がっています。

こうした現代に少しでも健康維持をアシストしてくれる食品として、私は紫イペをお勧めしています。がんを始めとして血流障害もその他の病気も、結局はその人の持つ抵抗力、自然治癒力が最終的にはものを言います。次も自然治癒力強化でがんを克服したという例です。

▼72歳の女性。２０１５年精密検査で大腸ポリープが見つかる。切除手術を受け、生検の結果初期の大腸がんが見つかる。この時担当医が紫イペの飲用をすすめてくれる。その医師はがん治療のサポートとして紫イペを研究しているとのこと。３か月後の定期検診で肺がんが見つかり、左肺上葉の切除手術を受け病理検査をした結果、大腸がんからの転移と分かる。そこで原発巣である大腸のリンパの一部を切除してみたところがん細胞が全て消失していた。これには担当医も驚く。この女性の場合精神的にも前向きで紫イペのおかげか術後大腸も問

題なく元気で過ごしている。

▼62歳の女性。9年前に子宮体がんを発症し、子宮、卵巣、卵管を全摘切除。その後両乳房にがんが見つかり両乳房を全摘。自分の体力に自信がないため勇気を出して抗がん剤治療や放射線治療を断り、自費治療の免疫療法と紫イペの飲用を併用して健康回復に努めた。一時左胸膜に影が見つかりステージ4の判定となるが免疫療法3回目に肺の影がなくなる。その後は紫イペの飲用で免疫治療は終了し、すっかり健康を取り戻している。

▼男性。旅行中排便に鮮血があり受診すると痔の診断。その後調子が悪いので再度受診も痔の診断。結局3度目の精密検査でステージ4の大腸がんが判明した。すでに10センチの腫瘍と肝臓、肺への転移も分かった。手術を受け人工肛門となる。抗がん剤治療を行うが、雑誌で紫イペを知り飲用。抗がん剤の副作用がほとんどなく拍子抜けする。食欲もあり、脱毛もなく普通の生活をする。その後肝臓の9か所にがんが見つかり手術を受ける。9時間の手術で肝臓の40％切除。現在も抗がん剤治療は続いているが、副作用はほとんどなく、気持ちも明るく毎日楽しく暮らすことができている。紫イペで自然治癒力がアップしていると自覚している。

この方たちの体験例を見ていると、やはり自然治癒力の強さが大事だと思いますし、みなさん強い心を持っていたことが好結果につながったと思います。

自然治癒力を向上させるのは、私たちの普段の生活習慣にかかっています。決して注射や飲み薬で本来の自然治癒力を高めることはできません。

超高齢社会を生き抜くためには天風先生の言う絶対積極の心を持って強い健康運をたぐり寄せる人生を目指してください。

そして強運のお供として紫イペの天然ミネラル・ビタミンを是非見直していただきたいと思います。

おわりに

私は昔からの持論として、人類の大きな天敵となるのは、自分自身がつくり出す不正細胞（がん）とウイルスだろうと思っていました。ウイルスは人の細胞核に入り、遺伝子に取り付いてミスコピーを誘導します。通常の病原菌はマスクで体内への侵入を防ぐことができますが、ウイルスは非常に小さくて、防御もなかなか難しい。これはすでに新型コロナで経験済みのこととなりました。

新型コロナは免疫活動を姿を変えながらすり抜け、流行を何度も繰り返しています。今回は収束を迎えたとしても、今後新たに形を変えて、私たちを襲ってくることは容易に想像できます。

これからは、なおさら自然治癒力を高め免疫力を頼りにする場面が出てきます。何事も不断の努力が必要です。努力というと精神論になりがちですが、もしこれぞと思う健康法を見つけたら、まず継続して行ってみることが大事です。

そして何よりもがんは治るという思いを持って生きること。ぜひ実行してみてください。

必ず良い結果が表れてくるに違いありません。

令和五年八月

山口祐治

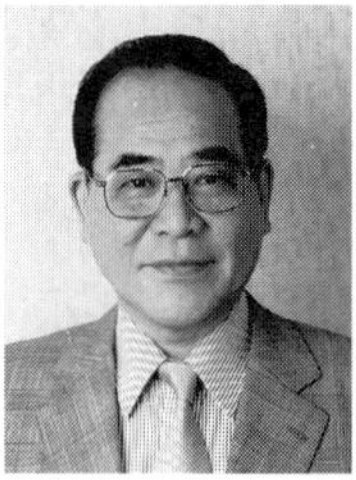

略歴

山口祐治

兵庫県佐用町生まれ。
立命館大学卒業。
サンレック株式会社を設立し、紫イペの普及に尽力。
紫イペの相談室室長。

健康長寿は天風哲学と紫イペで！

2023年9月30日　第1版第1刷発行

著　者　山口祐治

発　行　株式会社白誠書房
〒135-0016　東京都江東区東陽2-4-39
TEL 03-5665-6364　FAX 03-5665-6365
発　売　株式会社星雲社（共同出版社・流通責任出版社）
〒112-0005　東京都文京区水道1-3-30
TEL 03-3868-3275　FAX 03-3868-6588

印刷・製本　モリモト印刷株式会社

ISBN978-4-434-32756-8 C0047
※定価は表紙に表示してあります